Tu as raison, j'ai tort
Parce que les relations saines et
aimantes ne sont pas le fruit du
hasard.

You're right, I'm wrong

Because a healthy partnership
full of love does not come by
chance

Tu ne sais pas comment rendre ton/ta concubin(e) heureux/euse ou tu te demandes ce qu'il/elle pense ? Tu n'as aucune idée de la raison pour laquelle ils/elles s'énervent tant pour ces petites choses, au point que tu te dis qu'il n'y a aucun moyen de le/la rendre heureux/euse... alors pourquoi même essayer ?

Voici un test rapide : Tu as énervé ton/ta concubin(e) et il/elle va dans la chambre et verrouille la porte. Que dois-tu faire ?

A. Laisse-les tranquilles pour qu'ils/elles se rafraîchissent ou
B. Frappe à la porte et présente tes excuses.

Si tu as choisi A, alors procure ce livre.

La réponse est B. Frappe à la porte et présente tes excuses. Mais tu n'avais pas tort ! Pourquoi t'excuses-tu alors que tu es sûr(e) d'avoir raison ! La réponse est simple : tu t'excuses de ne pas être sur la même longueur d'onde que ton/ta concubin(e). Si tu ne t'excuses pas, tu vivras dans la misère dans ta propre maison. Excuse-toi pour que toi et ton/ta concubin(e) puissiez recommencer à parler. Se comprendre à nouveau. Et continuer à vivre une vie et une relation heureuse. Ce livre traite de la façon de vivre une vie amusante et heureuse.

Tu découvriras tes quatre besoins de bonheur. Tu découvriras aussi les quatre besoins de bonheur de ton/ta concubin(e). Tu apprendras comment les relations tournent mal grâce à quatre erreurs, quatre étapes par lesquelles passe ton/ta concubin(e), et quatre leçons qui ne t'ont jamais été enseignées. Et après avoir ouvert les yeux, tu seras prête à utiliser 16 outils quotidiens pour réparer quatre piliers essentiels à une relation saine.

Les conseils et la perspicacité de ce livre peuvent aider les célibataires à aborder les nouvelles relations d'une manière qui rendra les amis heureux. N'est-il pas temps de laisser tomber tous les jeux stupides qui ne font que se mettre en travers du chemin ? Que tu penses qu'une relation actuelle a besoin d'être améliorée ou que tu repars de zéro, ce livre a été conçu pour améliorer ton approche des relations.
Tu as Raison, j'ai Tort

Ce livre a pour but d'avoir un excellent concubinage. Il adopte une approche unique de ta relation. La première partie commence par t'aider à comprendre comment ton concubinage s'est dégradé. Cela te permet de prendre du recul et de te connecter aux similitudes dans ton concubinage. L'objectif est de t'aider à comprendre comment tu as créé des problèmes sans le savoir afin que tu puisses te mettre sur la voie pour les résoudre.

La deuxième partie t'aide à comprendre pourquoi ton concubinage a mal tourné. C'est là que tu commences à voir ce qui a provoqué les déconnexions. Tu vas commencer à voir tes actions d'une nouvelle façon, en mettant en lumière la façon dont elles affectent ton/ta concubin(e). Une fois que tu as compris le comment et le pourquoi, tu es à mi-chemin de la réparation de ton concubinage.

La troisième partie est la plus importante, car elle porte sur la réinitialisation de la relation. L'éditeur propose une approche étape par étape pour réparer ton concubinage et seize outils nécessaires pour y parvenir. En lisant le livre, tu comprendras ce qui doit être réparé dans ton concubinage et, plus important encore, quels outils permettront de le faire.

Après avoir lu ce livre, je te recommande fortement de télécharger le classeur. Tu auras seize outils supplémentaires et un chapitre bonus sur les "bagages" complexes. C'est la classe de maître.

Ce livre a été soigneusement écrit pour s'appliquer à tous les genres et à tous les concubinages. À part les images, ce livre n'est spécifique à aucun sexe. En lisant le livre, tu verras le rôle que tu joues dans le livre. Tu découvriras les problèmes quotidiens qui affectent ton concubinage et dont tu ne soupçonnais même pas l'existence. Plus loin dans le livre, tu verras comment tout se tient et, plus important encore, comment chaque concubin(e) dépend de l'autre pour un concubinage sain.

Publié par Art and Living, Los Angeles, California
Imprimé aux États-Unis d'Amérique
www.artandliving.com

Dévouement et Gratitude

Tout d'abord, à l'amour de ma vie qui m'a soutenu tout au long de mon voyage pour terminer ce livre et le réussir.

À mes amis masculins : Je tiens à vous remercier pour vos histoires et expériences que j'ai pu partager - Jim Ferris, John Pattyson, Leon Johnny Harris, Ron Burkhardt, Michael Todd.

À la grande famille et aux amis qui ont donné leur point de vue sur le livre : merci ! Joannie Fair, Casey Fisher, Rayne Hagstrom, Aaron Iannello, Donna McCann PsyD, David Pfeiffer, Eileen Ney.

Remerciements particuliers à Araksi Harutyunyan pour la traduction de mon livre de l'anglais au français.

Table des matières

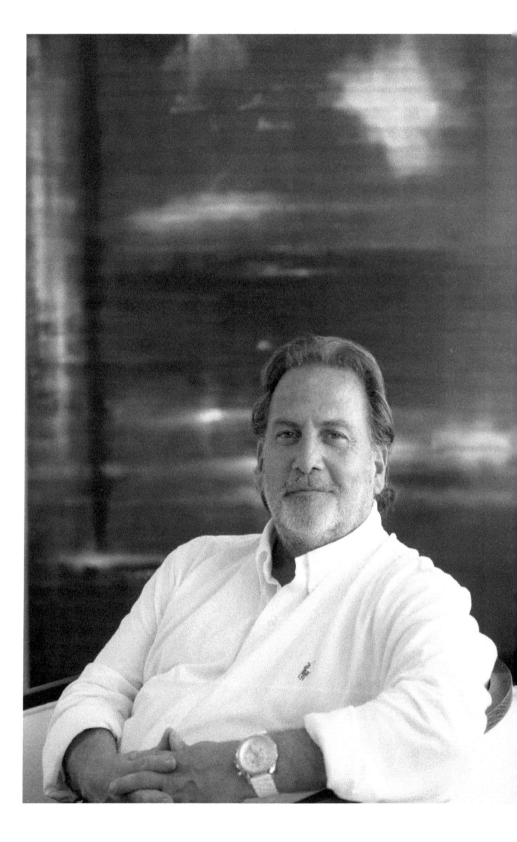

À propos de l'Auteur
Jeff Marinelli ...

Jeff Marinelli est un auteur qui a de l'Espoir, un éditeur, un philanthrope, un entrepreneur et le meilleur ami de tous ceux qui s'efforcent de créer une meilleure relation. Il est le premier à te dire qu'il n'est pas psychologue. Il a appris de sa profonde expérience dans des contextes personnels et professionnels et partage maintenant cette connaissance. En tant que fondateur/éditeur du magazine Art and Living, Jeff met en relation des publics et des créateurs qui enrichissent la vie depuis 2005. En tant que fondateur de la fondation caritative Art and Living, Jeff rapproche les étudiants des arts grâce à des expériences engageantes. En tant que partenaire d'un PDG, Jeff a vécu le stress élevé de la vie en entreprise et a montré qu'il sait comment un partenariat peut être mis à l'épreuve et en sortir plus fort.

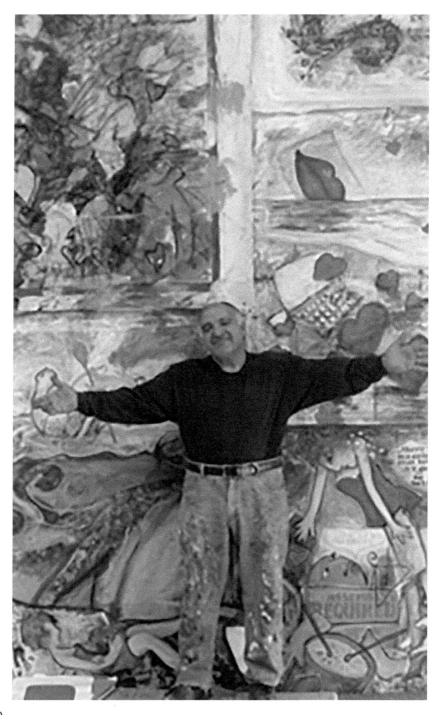

À propos de l'Artiste
Gonzalo Duran

Gonzalo Duran est un artiste habitant de Los Angeles qui a une audience internationale. Né au Mexique, il a émigré aux États-Unis lorsqu'il était enfant et a grandi à l'est de L.A. avant de fréquenter l'Otis Art Institute et la Chouinard Art School. On l'a appelé le Marc Chagall des Amériques du Nord et Centrale. Sa palette brillante, parfois saisissante, complète son imagination débordante. Il dirige la Mosaic Tile House avec sa femme, l'artiste Cheri Pann, depuis leur maison de Venice, en Californie.

Gonzalo était l'artiste parfait pour ce livre car il vit ce qui est écrit dans ce livre. Comme il le sait, si sa partenaire est heureuse, alors il est heureux. Gonzalo raconte l'histoire visuelle du livre à travers ses œuvres d'art, et ses œuvres sont un cadeau pour le/la lecteur/trice.

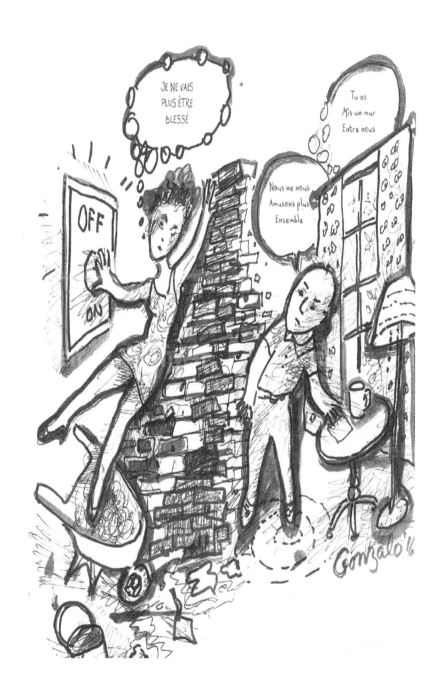

PARTIE 1 :
Comment Ta Relation est Devenue Si Mauvaise

SOYONS REELS

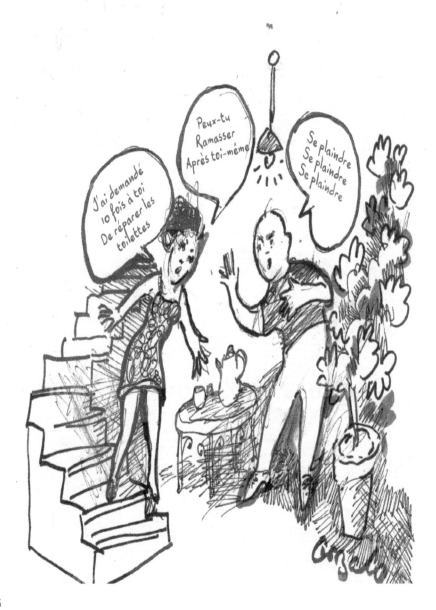

Chapitre 1 : Les faits

Ce n'est pas à ton/ta concubin(e) de te rendre heureuse.
C'est ton travail.

Tu es un concubin formidable, n'est-ce pas ? Bien sûr que tu l'es. Alors pourquoi as-tu besoin de ce livre ?

Soyons honnêtes. Es-tu un concubin aussi génial que tu pourrais l'être ? Ou bien tu n'as pas compris ce qui rend ton/ta concubin(e) heureux/euse, ce à quoi elle pense ou pourquoi elle s'énerve autant pour ce qui te semble être de petites choses ? La vie de conte de fées que tu as commencée te semble-t-elle maintenant être un travail difficile, compliqué, interminable et ingrat ?

La réalité est que la plupart d'entre nous se sont lancés dans nos concubinages sans avoir une grande idée de ce qui rend notre concubin(e) heureux/euse. Nous pensions simplement que si nous travaillions dur pour offrir une vie formidable, comment un(e) concubin(e) pourrait-elle/il être malheureux/euse ? Mais parfois, on a l'impression qu'il n'y a aucun moyen pour que ton/ta concubin(e) soit satisfaite - jamais.

En fin de compte, la plupart des gens veulent simplement être heureux ensemble. Ils veulent croire à la compatibilité et à la camaraderie. Ils veulent s'amuser sans se compliquer la vie, en travaillant dur et en jouant dur.

Ce livre a pour but d'obtenir cette vie géniale avec ton/ta concubin(e) sans toutes les emmerdes supplémentaires. Il s'agit de se rappeler comment être la personne dont ton/ta concubin(e) est tombé(e) amoureux(euse), pour qu'il/elle puisse ressentir ce sentiment à nouveau.

Pour y parvenir, tu dois d'abord comprendre ce qui fait qu'une relation fonctionne. Ce livre te guidera en toute sécurité à travers ce champ de mines pour que tu puisses avoir un concubinage génial dans tous les sens du terme : fortement connecté, partageant plaisir et honnêteté, et bien sûr plein d'amour.

Ce livre t'aidera à devenir quelqu'un qui mérite un(e) concubin(e) qui satisfait tes besoins - et qui fait en sorte qu'il soit facile pour toi de vouloir satisfaire les siens. Si tu as perdu ce lien avec ton/ta concubin(e), alors tu as besoin de ce livre. Si ton concubinage n'est pas au beau fixe ou si tu sais qu'il pourrait être bien meilleur, alors tu as besoin de ce livre.

Chaque jour avec ton/ta concubin(e), il y a de nombreuses pièces mobiles. La façon dont on les gère est la clé. Ton concubinage fonctionne bien les jours normaux, mais que faire des jours pas ordinaires ou lorsque des problèmes inattendus surgissent ?

Nous découvrirons les éléments essentiels qui font tiquer ton/ta concubin(e), afin que tu puisses reconnaître les pièges et les points faibles. Lorsque tu les vois, tu peux répondre avec attention et amour au lieu de réagir avec stress. Ce livre te guidera pour faire les bons choix afin de résoudre les problèmes et de communiquer efficacement avec ton/ta concubin(e). C'est compliqué mais pas impossible. Je vais te montrer le comment et le pourquoi.

J'entends souvent des couples dire : "Oh, nous nous disputons un peu ici et là, mais quels couples ne le font pas ? Comment ce livre peut-il m'aider ?" En le lisant, tu vas comprendre.

La vie sans l'amour de ta vie n'est pas une vie.

N'oublie pas de Pratiquer Ce Qui Fonctionne

Je ne suis pas un psychologue. Je suis juste un gars qui a appris par expérience pratique de la vie pendant de nombreuses années comment construire un concubinage solide. J'ai partagé ce conseil simple avec des amis qui l'ont trouvé utile. Maintenant, je le partage avec toi.

C'est un chemin que tout le monde peut emprunter pour remettre une relation sur la bonne voie. De nombreuses expériences décrites dans ce livre te rappelleront ce que tu sais déjà, mais que tu as oublié de mettre en pratique. Ou des rappels de ce que tu sais dans une partie de toi qui, pour une raison ou une autre, est restée hors de portée.

Tu as peut-être entendu l'histoire suivante racontée par l'anthropologue Loren Eiseley. C'est une analogie parfaite pour expliquer pourquoi j'ai écrit ce livre :

Tôt un matin, un vieil homme se promenait le long du rivage après le passage d'une grosse tempête et trouvait la vaste plage jonchée d'étoiles de mer, s'étendant dans les deux sens à perte de vue. Au loin, le vieil homme a remarqué un petit garçon qui s'approchait. Alors que le garçon marchait le long de la plage, il s'arrêtait de temps en temps, se baissant pour ramasser un objet et le jeter à la mer. Lorsque le garçon s'est approché, l'homme a crié : "Bonjour ! Puis-je te demander ce que tu fais ?"

Le jeune garçon a levé les yeux et a répondu : "Jetez des étoiles de mer dans l'océan. La marée les a rejetées sur la plage, et elles ne peuvent pas retourner à la mer toutes seules. Quand le soleil sera haut, elles mourront si je ne les rejette pas à l'eau."

Le vieil homme répondit : "Mais il doit y avoir des dizaines de milliers d'étoiles de mer sur cette plage. Je crains que vous ne puissiez pas faire une grande différence."

Le garçon s'est penché, a ramassé une autre étoile de mer et l'a jetée aussi loin qu'il le pouvait dans l'océan. Puis il s'est retourné, a souri et a dit : "Ça a fait une différence pour celle-là !"
Tu As le Pouvoir

Tu as Raison, j'ai Tort part de l'idée que tu as le pouvoir de prendre l'initiative de réparer une relation. Oui, une relation se construit à deux, mais le pouvoir positif des actions d'une seule personne peut faire toute la différence. Il est trop facile de rejeter la responsabilité des problèmes relationnels sur l'autre personne. C'est trop facile de rester assis et d'attendre qu'ils changent alors que tu as plus de pouvoir que tu ne le crois pour rétablir les choses.

Commence par croire que tu es la pierre angulaire de la relation. Dans ma propre vie, je suis le sage adage " Une épouse heureuse, une vie heureuse.". Je suis marié à une femme qui a été PDG et qui cherche à obtenir des résultats. Elle est précise quant à ses attentes, tant au travail qu'à la maison. J'ai appris et maîtrisé comment m'assurer que ses besoins sont satisfaits en premier lieu. Ensuite, et seulement ensuite, je peux me concentrer sur mon travail, mes loisirs - et ce livre - sans avoir à me soucier de notre relation aussi. Je plaisante en disant que mon travail dans la vie consiste à m'assurer que ma femme n'est pas stressée. Mais je t'assure que lorsqu'elle n'est pas stressée, je ne le suis pas non plus.

En lisant ceci, garde l'esprit ouvert. Concentre-toi sur ce qui te concerne. Mets les idées en pratique. Tu verras ta relation changer pour le mieux.

Ce livre n'est pas seulement destiné aux personnes ayant une relation établie. Il peut aider les célibataires à aborder de nouvelles relations d'une manière qui rendra leurs amis heureux. N'est-il pas temps de laisser tomber tous les jeux stupides qui ne font que se mettre en travers du chemin ? Que tu penses qu'une relation actuelle a besoin d'être améliorée ou que tu repars de zéro, ce livre a été conçu pour améliorer ton approche des relations. Ne mérites-tu pas d'avoir une chance de vivre la meilleure vie possible avec ton/ta concubin(e) ?

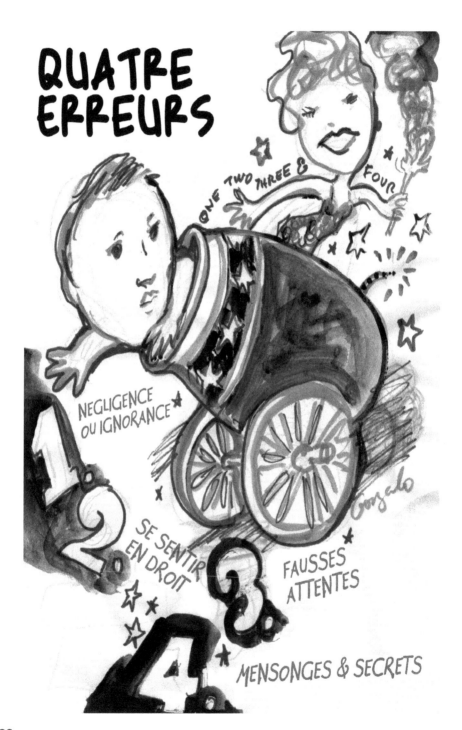

Chapitre 2 : Quatre Erreurs Dans Une Relation Malheureuse

Les relations ne s'effondrent pas à cause d'une seule grosse explosion. Elles meurent un peu chaque jour lorsque nous ne faisons pas attention. J'ai identifié quatre erreurs qui, au jour le jour, peuvent sembler sans gravité. Mais au fil du temps, les dégâts peuvent s'accumuler et dévaster un concubinage.

Voici un aperçu de chaque erreur avant de plonger plus profondément :

Erreur 1. Négligence et/ou Ignorance de Ton/ta concubin(e)

Cela arrive plus souvent que la plupart des gens n'en sont conscients ou n'aiment l'admettre. Négliger son/sa concubin(e) commence subtilement jusqu'à devenir dangereux, en oubliant négligemment que ton/ta concubin(e) a besoin de compagnie, de communication, d'intimité, d'amour et de ta présence.

À quoi cela ressemble-t-il ? Tu travailles de longues journées et de longs week-ends, et ton/ta concubin(e) te dit : "Sortons dîner". Tu dis que tu es épuisée et que tu veux juste te détendre. Puis ton ami appelle et dit qu'il a deux billets pour un match. Tu dis à ton/ta concubin(e) que tu as besoin de te détendre, alors tu vas aller au match. C'est comme si tu négligeais le besoin de ton/ta concubin(e) d'être avec toi.

Erreur 2. Une bonne attitude - cela signifie-t-il que ton partenaire s'attend à ce que tu lui apportes une bière ?

Tu as l'impression d'avoir droit à un traitement spécial ou d'être exemptée de certaines responsabilités ? Les règles s'appliquent-elles à tout le monde sauf à toi ? Une attitude de revendication peut être un avantage concurrentiel dans certains domaines, mais elle peut tuer un lien fort avec ton/ta concubin(e).

À quoi cela ressemble-t-il ? Ton/ta concubin(e) fait les courses, prépare le dîner, fait la vaisselle et te demande de sortir les poubelles. Mais tu oublies. Tu as d'autres choses à faire. Tu es occupé (tu regardes la télé, tu vas courir, tu parles à tes amis, tu vérifies tes flux de médias sociaux). Quelqu'un d'autre ne peut pas le faire ? C'est un droit. Tu vois pourquoi c'est un vrai problème ?

Erreur 3. Définir de Fausses Attentes

Fixer des attentes qui ne se réalisent pas ensuite ne peut qu'amener ton/ta concubin(e) à se sentir frustré et oublié. C'est une façon de te mentir à toi-même sur ce que tu es vraiment prête à faire ou à être dans la relation. Si tu n'es jamais fiable, pourquoi ton/ta concubin(e) devrait-il croire ce que tu dis ?

À quoi cela ressemble-t-il ? Tu dis "Je serai à la maison dans une heure" et tu te montres trois heures plus tard. Que l'excuse (et nous savons que tu en as une) soit légitime ou boiteuse, tu as quand même fixé une attente et tu ne l'as pas respectée. Ou tu dis : "Je vais peindre la chambre des enfants ce week-end", et six mois plus tard, les pots de peinture sont toujours dans le garage. Ce n'est pas un concubinage ; tu es devenu un mauvais colocataire.

Erreur 4. Dire des Mensonges et Garder des Secrets

Les mensonges blancs et les petits secrets sont un poison pour les relations saines. Pourquoi sont-ils si importants pour ton/ta concubin(e) ? Parce que ton/ta concubin(e) croit en toi. Ils devraient être les seuls avec qui tu dois être complètement honnête et tout partager. (Même les tribunaux le pensent, puisque dans de nombreux États, tu ne peux jamais témoigner contre ton/ta concubin(e)). Les mensonges et les secrets sont une grosse affaire, car ils ouvrent ce coin de doute qui alimente la suspicion et la peur. Combien d'autres mensonges ou secrets as-tu gardés ? S'accumulent-ils, menant à une crise ? Au cœur de cette inquiétude se trouve la peur du/de la concubin(e) que la personne qu'il aime se soit transformée en quelqu'un qu'il ne connaît même plus.

À quoi cela ressemble-t-il ? Un membre de ta famille ne cesse de te demander de l'argent, et toi et ton/ta concubin(e) êtes d'accord pour dire que vous ne pouvez pas vous permettre de lui en donner. Puis tu reçois un appel un jour, et c'est ce membre de la famille qui te frappe une dernière fois. Ce n'est pas beaucoup d'argent, alors ce n'est pas grave, n'est-ce pas ? Tu cèdes, mais tu ne le dis pas à ton/ta concubin(e). Quelques semaines passent, ton/ta concubin(e) l'apprend, et elle perd la tête.

Maintenant, explorons les vraies complexités et l'impact de ces quatre erreurs et comment elles affectent ton concubinage. Ce sont les montagnes russes d'un concubinage, et tu verras pourquoi ces erreurs peuvent provoquer des chutes si dures.

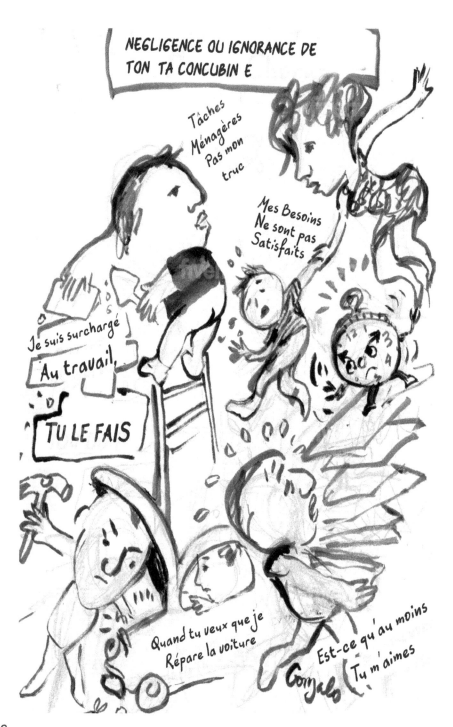

Erreur 1 :
Négligence et/ou Ignorance de Ton/ta concubin(e)

Lorsqu'un concubin se sent négligé, ses besoins ne sont pas satisfaits. Ce ne serait pas génial si ton/ta concubin(e) se sentait toujours apprécié et nécessaire ? Je ne veux pas dire "nécessaire" parce qu'ils prennent soin de toi dans la vie. Je veux dire "nécessaire" parce que tu es là pour eux. Je veux dire que ton/ta concubin(e) sait que tu es fou d'eux, qu'il ne se sent pas seulement nécessaire mais désiré. Un concubin qui sent que ta vie tourne autour de lui ne se sentira jamais négligé. En d'autres termes, ton/ta concubin(e) se sent aimé et apprécié, et tu lui montres que tu te soucies de lui et que tu le soutiens.

Il y a tellement de questions qui se posent dans la vie quotidienne - s'occuper de la famille, des amis, de la santé, des loisirs, du sport, des enfants, du travail ? Si elles sont laissées à la charge d'un seul concubin, le temps et l'attention que ces activités demandent peuvent donner à l'autre concubin le sentiment d'être négligé. Mais ne te méprends pas : la négligence vient des choix que tu fais, que tu en prennes trop ou pas assez. Le résultat final est que ton temps et ton attention ne sont pas partagés de façon équilibrée avec ton/ta concubin(e). Il apparaît alors que tu penses que ton temps est plus important que de t'occuper des choses auxquelles ton/ta concubin(e) tient. Il ne comprend pas tes priorités. Tu ne comprends pas les leurs. T'es-tu déjà entendu dire : Pourquoi est-ce si important ? Pourquoi ne peuvent-ils pas simplement s'en occuper ? Cette attitude donne le ton de la négligence.

N'oublie pas que la négligence peut s'insinuer dans une relation, mais elle provient des choix que tu fais chaque jour. Si tu as fait ces choix, il est temps de réfléchir à nouveau.

À QUOI RESSEMBLE LA NÉGLIGENCE ?

Quand il s'agit de la famille, prends-tu le parti de ta famille plutôt que celui de ton/ta concubin(e) en cas de désaccord ? Quand il s'agit de fêtes et d'événements, pousses-tu ton/ta concubin(e) à faire des choses qu'il ne veut pas faire, pour que tu puisses satisfaire ta famille ? Es-tu souvent en désaccord avec ton/ta concubin(e) sur des questions familiales et penses-tu que ton/ta concubin(e) rend les choses plus difficiles qu'elles ne devraient l'être ? Est-ce que tu passes plus de temps avec ta famille qu'avec ton/ta concubin(e) ? Si c'est le cas, c'est de la négligence.

Et les amis ? Partage-tu plus d'informations sur ton/ta concubin(e) que nécessaire avec tes amis ? Tes amis viennent-ils plus souvent que ton/ta concubin(e) ne le voudrait ? As-tu l'impression que tes amis sont tes alliés en cas de besoin ? Ton/ta concubin(e) t'accuse-t-il/elle de passer trop de temps avec tes amis ? Si l'un de ces cas se présente, il s'agit de négligence.

Quand il s'agit de passe-temps, de jeux vidéo, de fantasy football et de sports, te surprends-tu à dire à ton/ta concubin(e) : "J'ai juste besoin d'un peu plus de temps" ? C'est génial si ton/ta concubin(e) aime aussi ces activités, mais qu'en est-il d'un concubin qui ne les aime pas ? Tout ton temps libre est-il lié à ces activités ? Le dimanche matin, est-ce que tu apportes le café ou le petit-déjeuner à ton/ta concubin(e) ? Ou es-tu devant la télé à regarder ta chaîne sportive préférée en passant en revue les scores d'hier et le programme d'aujourd'hui ? Tu connais toutes les statistiques de tes équipes préférées mais tu oublies l'anniversaire de ton/ta concubin(e) ? C'est de la négligence.

Si tu as des enfants, est-ce que tu fais ta part ? C'est incroyable le nombre de fois où le même parent dépose toujours les enfants à l'école. On pourrait penser, à notre époque, que la prise en charge est à 50/50, mais oh non ! Es-tu disponible pour les activités extrascolaires comme aller les chercher à l'entraînement de musique, aux matchs de foot, aux compétitions de natation et aux devoirs ? Comment te places-tu par rapport à ces activités ? Es-tu présente ou MIA (disparu)? Si tu supposes automatiquement que ton/ta concubin(e) a tout couvert tout le temps, tu négliges ton/ta concubin(e).

Est-ce que tu t'arrêtes pour ton/ta concubin(e) et laisses ton/ta concubin(e) parler quand il a des problèmes ? Cela exige que tu prennes réellement du temps sur ton emploi du temps chargé et que tu mettes tout en attente pour ton/ta concubin(e). Crois-tu que tu es tout simplement trop occupé(e) et qu'à moins qu'il/elle ait quelque chose d'important à dire, c'est une perte de temps ? Si c'est ce que tu ressens, alors tu négliges ton/ta concubin(e).

Quand il s'agit du travail, est-ce que tu travailles beaucoup trop ? As-tu des problèmes pour fixer des limites entre le travail et ta vie de famille ? As-tu déjà laissé tomber le dîner d'anniversaire de ton/ta concubin(e) à cause du travail ? C'est de la négligence.

Quand tu es à la maison avec ton/ta concubin(e), est-ce qu'il a l'impression d'être épuisé, plutôt que d'être éveillé et prêt à partir ? As-tu l'impression que les week-ends sont ton temps libre pour te détendre et que tu ne dois pas être dérangée ? Demande-toi si ton/ta concubin(e) ne reçoit que les restes. Si c'est le cas, ton/ta concubin(e) peut se sentir négligé.

As-tu des problèmes comme la dépendance ou la dépression, ou souffres-tu d'un traumatisme passé ? Tu as de bons et de mauvais jours, et ajouté à une semaine de travail chargée et au nombre d'heures que tu passes sur fantasy football ou tes loisirs, il ne te reste plus beaucoup de temps de qualité pour ton/ta concubin(e). Si tu es à ce point sollicité par ton énergie, tu finis par négliger ton/ta concubin(e).

Tu trouves que ton/ta concubin(e) est tout le temps en colère ? Peut-être que ton/ta concubin(e) ne veut pas insérer de la romance ou de l'intimité dans ton emploi du temps chargé comme elle/il le faisait avant. Tu as l'impression d'être punie et tu n'arrives pas à comprendre pourquoi ? Si tu te demandes ce qui ne va pas chez ton/ta concubin(e), regarde du côté de la négligence.

Il est facile d'être tellement occupé que tu finis par négliger ton/ta concubin(e), et tu n'en as même pas conscience. Si tu étais attentif, tu aurais perçu les signes que ton/ta concubin(e) se sent négligé(e) et ignoré(e) haut et fort. As-tu déjà entendu "s'il te plaît, n'apporte pas ton téléphone à table" ou "n'apporte pas ton ordinateur portable au lit" ou "il est l'heure d'aller au lit, éteins la télé" ou "rentre tôt ce soir, c'est notre anniversaire" ou "aide-nous davantage" ? Ce n'est pas facile à entendre. Il est plus facile de rester distrait et occupé par d'autres choses. Au bout d'un moment, ton/ta concubin(e) arrête simplement de demander.

Je dois croire que la plupart des concubins sont raisonnables et qu'ils te laissent beaucoup plus de latitude que tu ne veux bien l'admettre. Mais, très franchement, la plupart du temps, tu es tellement occupé que tu ne sais pas à quel point tu laisses tomber, tu refuses les demandes de ton/ta concubin(e) et tu lui donnes des excuses.

Tu t'es déjà demandé pourquoi ton/ta concubin(e) semble toujours s'énerver, puis il perd les pédales ? C'est parce qu'ils en ont assez.

Ce n'est que lorsqu'il perd les pédales que tu ralentis pour ton/ta concubin(e) et que tu lui prodigues des soins. Une fois la crise passée, tu reprends les mêmes mauvaises habitudes. Alors, quel genre de concubin es-tu ? Es-tu un concubin actif ou passif ? Réponds-tu aux besoins émotionnels de ton/ta concubin(e) et es-tu présent ? Combien de fois rentres-tu du travail, t'installes-tu sur le canapé, allumes-tu la télé et te laisses aller ? Ou bien rentres-tu à la maison et t'occupes-tu de ce dont ton/ta concubin(e) a besoin ?

Il est tout à fait naturel que ton/ta concubin(e) ait besoin de penser que tu es fou d'eux, que tu les aimes, que tu les trouves incroyables et que tu as besoin d'eux. C'est la nature humaine. Ton/ta concubin(e) a parié toute sa vie sur toi. Tu as été leur choix. Alors, est-ce que tu prends soin de ton/ta concubin(e) d'une manière qui montre qu'il a fait le bon choix ?

Si ces erreurs durent depuis longtemps, elles ont déclenché l'une ou l'ensemble des quatre étapes du déclin d'une relation. Tu découvriras ces étapes dans le chapitre suivant. Ces étapes peuvent faire passer ton/ta concubin(e) de la personne que tu as rencontrée au départ à une personne qui ne veut plus être ton/ta concubin(e). Plus tu négliges et ignores ton/ta concubin(e), plus il changera pour protéger ses émotions. C'est pourquoi je dis que tu es à l'origine du problème. Une fois que tu as ouvert les yeux, il est temps de changer tes choix pour arranger les choses, sinon tu risques de te réveiller un jour et de ne même pas reconnaître la personne que tu appelles ton/ta concubin(e).

AGIS : SOIS PRÉSENT

Comment inverser le cours de la négligence ? Regarde les petites choses et fais-les tous les jours.

Commence le matin en apportant du café à ton/ta concubin(e). Rends une mauvaise journée meilleure pour ton/ta concubin(e) lorsqu'il/elle rentre à la maison en l'accueillant à la porte avec un verre de vin ou, mieux encore, en préparant le dîner. Sais-tu pourquoi les gens aiment les chiens ? Parce que lorsque tu rentres chez toi, ils te saluent généralement en remuant la queue, heureux de te voir, avec des bisous. Tu comprends ce que je veux dire ? Quand tu es à la maison, sois engagée !

Pas d'ordinateur, pas de téléphone, pas de textos. Dis à ton/ta concubin(e) qu'il/elle te manque plus souvent. Passe du temps de qualité avec lui, aide-le à faire la vaisselle, crée une liste de choses à faire entre potes, aide les enfants à faire leurs devoirs et fais en sorte qu'on passe du temps ensemble devant la télé. Cela signifie remettre la télécommande pour regarder ce qu'ils veulent regarder. Installe-toi et engage une conversation en tête-à-tête. Laisse-les parler de leur journée - juste dix minutes par jour pour se détendre.

Pour un outil de dix minutes qui aidera ton/ta concubin(e) à se sentir aimé, ancré et connecté, va sur
www.tuasraisonjaitort.fr

SOLUTION : UN CONCUBINAGE ÉQUILIBRÉ
Dans ta vie, les deux concubins assument une responsabilité partagée et ont le privilège de se soutenir mutuellement. De nombreuses personnes ont appris le travail d'équipe dans les affaires, et ces compétences peuvent être appliquées à la maison.

Dans une relation amoureuse, le soutien exige de supporter le poids émotionnel de la vie de ton/ta concubin(e) tout en gérant ton propre stress. Ce qui est bien, c'est qu'une relation est prête à réussir lorsque l'amour, l'affection et la compréhension sont réciproques. Avec les conversations vient la connexion. En retour, ton/ta concubin(e) garde sa santé mentale, crée un lien plus significatif avec toi et s'efforce en retour de répondre à tes besoins. Lorsque tu fais un effort, ton/ta concubin(e) a l'assurance que tu assures ses arrières. C'est ça un concubinage. Il s'agit de donner et de prendre, pas seulement de prendre. Partager les pressions et les célébrations de ton/ta concubin(e) créera de l'intimité. Tu te rapprocheras d'une vie équilibrée. Si cela signifie que tu ne peux pas faire de fantasy football à cause de ton emploi du temps, ou que tu dois sortir à 7 heures du matin pour aller chercher du lait pour les enfants, ou que tu dois quitter le travail plus tôt parce que ton/ta concubin(e) a besoin de toi, qu'il en soit ainsi. L'objectif est de créer un concubinage équilibré.

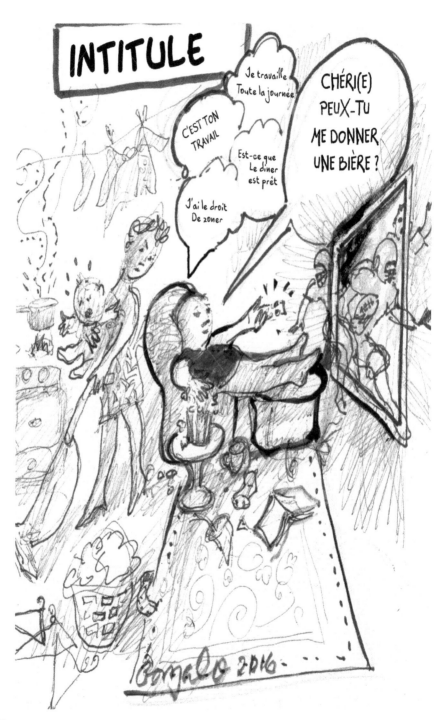

Erreur 2 :
Une Attitude de Droit

La définition de l'égalité est l'état d'être égal, notamment en termes de statut, de droits et d'opportunités. La question est donc la suivante : As-tu un sentiment de droit dans ton concubinage ? Si tu gagnes plus d'argent que ton/ta concubin(e), penses-tu que cela te donne droit à un meilleur traitement que celui que tu lui accordes ? Penses-tu que tu travailles plus dur ou que tu as besoin de plus de pauses que ton/ta concubin(e) ? Doit-elle rentrer à la maison avec un autre travail à plein temps, qui consiste à s'occuper de toi ?

Si ton/ta concubin(e) s'occupe de toutes les grandes choses que tu aimes et pour lesquelles tu travailles dur, et que tu ne fais pas la même chose, tu prends probablement ton/ta concubin(e) pour acquis. Mais qui t'a accordé un laissez-passer pour ne pas t'occuper également de ton/ta concubin(e) ?

Est-ce que les disputes sont la norme dans ton concubinage, se produisant plus que ce qu'aucun de vous ne peut supporter ? Si c'est le cas, tu dois creuser pour savoir sur quoi portent les disputes. S'agit-il de dépenser trop d'argent ? Ou que tu n'es jamais à la maison ? Ou que tu n'aides jamais assez ? En réalité, tu dois examiner non seulement ton emploi du temps mais aussi celui de ton/ta concubin(e). Si ton/ta concubin(e) travaille une longue semaine, tu dois donner un coup de pouce plus important aux activités à la maison. Si tu travailles de plus longues heures, ton/ta concubin(e) doit faire de même. Si ton/ta concubin(e) a des semaines de folie et qu'elle rentre à la maison en faisant la plupart des tâches ménagères ou des activités de la maison, ce n'est tout simplement pas juste. C'est un droit, et c'est un problème qui doit cesser.

Supposons que tu sois le soutien de famille. C'est génial. La vraie question est de savoir si tu respectes ton/ta concubin(e) ? Penses-tu que toutes les décisions importantes sont prises par toi ou ensemble dans le cadre d'un concubinage ? Si tu prends toutes les décisions, où est l'égalité dans tout cela ? En quoi est-ce juste ? Comment cela peut-il l'être ? Si tu penses un seul instant que tu dois prendre toutes les décisions importantes, tu te retrouveras avec un concubin rempli de ressentiment.

Si c'est ta situation et que tu penses que ton/ta concubin(e) est d'accord avec ça, j'ai des nouvelles pour toi. Tu te trompes. Tous les concubins ont besoin d'être entendus et respectés. Il ne s'agit pas de savoir à quel point tu es puissant ou combien d'argent tu gagnes. Elles s'en moquent tout simplement. Chez eux, tu n'es qu'un concubin. Elles connaissent le vrai toi. Fais les choses bien et assure-toi d'avoir un concubinage égalitaire.

Qu'est-ce qui est juste dans une situation où ton/ta concubin(e) travaille aussi dur que toi, mais où tu tiens toujours fermement la carte des droits ? Où est le concubinage 50/50 ? Cela ressemble à un accord qui a mal tourné.

Tu as peut-être des dizaines de choses qui se passent dans ton cerveau en même temps. Cela peut être le travail, les projets du week-end, le football, le golf ou les pressions familiales. Tu es tellement occupé que le seul moment où tu as l'occasion de regarder les statistiques des joueurs, c'est quand tu es aux toilettes. Tu rentres du travail et tout ce que tu veux faire, c'est te détendre. Tu t'installes devant la télé, tu demandes à ton/ta concubin(e) de t'apporter une bière et tu te sens autorisé à profiter de tes temps morts sans même t'apercevoir qu'elles existent. Vraiment ?

AGIS : SOIS ÉQUITABLE

La prochaine fois que tu rentres à la maison, prends l'habitude que la première chose à faire est de trouver ton/ta concubin(e), de l'embrasser et de lui dire quelque chose de gentil. Nous avons tous de bonnes et de mauvaises journées. Prends l'habitude de faire attention à la façon dont la journée de ton/ta concubin(e) s'est déroulé(e). Si tu penses qu'ils/elles ont eu une mauvaise journée, alors passe à un niveau d'attention supérieur. Laisse ton/ta concubin(e) s'allonger sur le canapé pendant que tu t'occupes du dîner et de la vaisselle.

Utilise tes bons jours et prends le contrôle total de tout : cuisiner, nettoyer, faire la lessive et faire les courses. Si tu ne sais pas comment faire ces tâches, va sur YouTube pour le découvrir. Je crois en toi ! Je suis abasourdie lorsque des personnes intelligentes disent des choses comme "Je ne sais pas faire fonctionner un lave-vaisselle ou un aspirateur", tout en prétendant qu'elles en savent tellement sur tout le reste. L'argent n'est pas la clé du cœur de ton/ta concubin(e). La participation et le soutien l'est.

SOLUTION : UN CONCUBINAGE ÉGAL

Il doit s'agir d'un concubinage égalitaire. L'égalité ne signifie pas que tu es égal dans tous les aspects du concubinage. Ce n'est pas possible. Tu as certaines compétences uniques, et ton/ta concubin(e) a les siennes. C'est un concubinage égalitaire lorsque tu le reconnais et que tu conviens de qui fera quoi en fonction des compétences de chacun. L'objectif est de s'unir.

Si ton/ta concubin(e) est douée pour les finances ou les impôts, c'est son travail. Si tu es meilleure pour remarquer les détails dans la maison, fais-en ton travail. Mais fais en sorte que ce soit équitable. Si vos tâches prennent une heure et les leurs en prennent cinq, vous devez ajouter d'autres tâches pour que ce soit égal.

Passez en revue toutes les tâches ménagères, les finances, les enfants et toutes les activités nécessaires pour que vous viviez tous les deux. Déterminez quelle concubine est le meilleur pour les activités en question et soyez équitable. Répartissez les tâches mutuellement en fonction du temps. Assurez-vous que vous êtes tous les deux d'accord. Répartissez les tâches en fonction des compétences et respectez le plan. Tu fais tes activités et ton/ta concubin(e) fait les siennes. Si tu fuis tes responsabilités et que tu attends de ton/ta concubin(e) qu'il/ elle s'occupe de toutes les tâches, ton/ta concubin(e) a le droit de faire une grève domestique. Il est temps d'arrêter de prendre et de donner plus.

Si tu es submergée par le travail et que tu essaies d'intégrer tous tes sports et tes loisirs dans ton emploi du temps de fou pour les prochains mois, réduis certaines de ces activités pour avoir du temps pour ton/ta concubin(e). Une fois que le travail ralentit, relance tes loisirs et tes sports tant que du temps est réservé à ton/ta concubin(e). Pense d'abord à ton/ta concubin(e), et à tout le reste après. Parce que si jamais tu perds ton travail, que tu rates un match ou que tu passes une mauvaise soirée, tu as ton/ta concubin(e) pour rentrer à la maison. Il sera là pour toi, dans les bons et les mauvais moments.

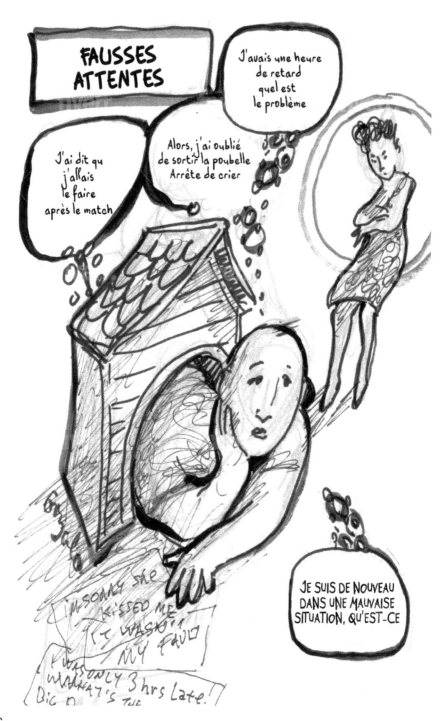

Erreur 3 :
Définir de Fausses Attentes

Combien de fois as-tu dit que tu allais faire quelque chose et n'as pas donné suite ? Est-ce que tu dis à ton/ta concubin(e) que tu vas faire quelque chose, puis tu oublies ? Par exemple, tu vas chercher les enfants à l'école, puis tu appelles pour dire que tu as oublié parce que ta journée a été trop folle et tu demandes s'ils peuvent le faire ? Comment doit se sentir ton/ta concubin(e) lorsque tu dis que tu seras à la maison pour le dîner, mais que tu es en retard, encore et encore ? Quel genre de doutes et de ressentiments es-tu en train de planter dans le cœur et l'esprit de ton/ta concubin(e) ?

Et quand tu as dit que tu allais t'occuper de quelque chose et que tu as oublié ? Tu le pensais quand tu l'as dit, mais tu t'es laissé distraire pour une raison qui a fait passer tes besoins avant l'engagement que tu viens de prendre. Penses-tu que cela pourrait donner à ton/ta concubin(e) un faux sentiment d'espoir ? Que doit ressentir ton/ta concubin(e) ? Déçue ? Triste ? En colère ? Ou horrifiée ? A-t-elle l'impression que tu lui as carrément menti, manipulé ou trahi ? Font-elles confiance à ce que tu dis ? Aide-moi sur ce point : Comment devraient-elles se sentir ? Comment te sentirais-tu ?

Toutes ces fois où tu ne donnes pas suite peuvent faire en sorte qu'un(e) concubin(e) se sente exclu. Ce que tu faisais était tellement plus important que d'être fidèle à ta parole. Dans les relations où l'un des parents est l'aidant au foyer, cela peut provoquer de la colère ou de la jalousie. Tu sembles être encore maître de ton temps, sortir et faire encore les choses que tu aimes faire. Pendant ce temps, leur vie se résume à rester à la maison pour s'assurer que la famille fonctionne, avec peu ou pas de temps seul, de temps d'amusement ou de temps entre amis ?

Cela se résume à ceci : Ton/ta concubin(e) se sent-il/elle en sécurité dans votre concubinage ? Est-ce que tu lui donnes une raison de penser qu'il/elle a l'impression que quelque chose d'autre se passe dans ta vie qui est plus important qu'il/elle ? Si ton/ta concubin(e) se sent déconnecté(e), avec le temps, elle pourrait se transformer en un concubin que tu ne connais plus. La concubine amusante, aimante et attentionnée dont tu es tombée amoureuse aura quitté le bâtiment. L'amour qu'elle ressentait pour toi aura été enterré par besoin de se protéger d'être blessée.

Ce genre de traitement frappe durement l'image que le/la concubin(e) a de lui-même/elle. Une personne qui ne se sent pas aimée peut se laisser aller, alors que tu nourris sa mauvaise image de soi avec tes commentaires d'une seule ligne sur son poids ou son apparence ou qu'il/elle ne prend jamais soin d'elle. Elle peut se sentir vieille et moins belle qu'avant. Le fait de savoir que tu es au travail en train de traîner avec des personnes plus jeunes et attirantes pendant la partie la plus fraîche de la journée ne fait qu'empirer les choses.

Penses-tu que les fausses attentes que tu lances à ton/ta concubin(e) peuvent affecter sa santé émotionnelle ? Au lieu de se sentir tirés vers le bas, elles ont besoin de se sentir à nouveau aimées grâce à ton réconfort, ton acceptation et tes encouragements. Ton/ta concubin(e) est-il/elle arrivée au stade où il/elle ne se fâche plus, car il/elle sait qu'il/elle ne peut pas compter sur toi ? Croit-elle que c'est plus facile de faire une tâche ou une activité lui/elle-même et de ne même pas t'impliquer ?

Une conséquence pour un(e) concubin(e) qui a perdu un sentiment de sécurité est que des problèmes de santé comme la prise de poids, la dépression et une mauvaise image de soi peuvent se manifester. Elles/Ils perdent leur motivation pour faire du sport, courir ou prendre un cours de yoga, ou planifier des repas sains et prendre soin d'elles d'une autre manière.

La vérité est que lorsque tu es stressé et épuisé, ta volonté mentale est épuisée. Lorsque ta volonté est forte, tu es capable de résister à certaines choses parce que tu sais que c'est mal. Mais quand tu manques de volonté à cause de l'épuisement et du stress, tu peux manger ce gâteau au fromage à pleines dents et l'adorer. Tu te détesteras le matin, mais c'est la réalité. Lorsque la volonté disparaît, il n'y a pas de survivants. Il ne te reste que le besoin de te faire plaisir pour combler pleinement le vide de la tristesse, car tu n'as pas la force de faire les bons choix.

AGIS : SOIS LE BON GARS
C'est à toi de réduire le stress de ton/ta concubin(e). Prendre des engagements et s'y tenir est une condition de base. La prochaine fois que tu dis à ton/ta concubin(e) que tu vas nettoyer le garage, peindre la chambre des enfants, finir la terrasse du patio ou faire réparer la voiture, fais-le. Mets ton casque, écoute le jeu et fais-le.

Pense à toutes les choses de la vie qui peuvent comporter une part de stress. Écoute ce que ton/ta concubin(e) te dit sur ce qui lui donne du stress. Ne mets pas en doute leur réalité. Ton travail consiste à les croire et à intervenir pour faire en sorte que le niveau de stress de ton/ta concubin(e) soit minimal.

Écoute, il s'agit d'abord d'avoir un(e) concubin(e) heureux/euse. Ensuite, tu pourras sortir et faire une partie de golf ou aller traîner avec tes amis. C'est un changement de priorités, mais si tu fais ces changements, il y aura des avantages supplémentaires pour la concubine dont tu ne te plaindras pas.

Maintenant, souviens-toi que lorsque tu dis que tu rentres à une heure précise, sois à la maison à cette heure-là. Si tu as un conflit d'horaires, ton seul choix est de te rendre la vie facile ou difficile. Pourquoi devrais-tu t'occuper de plus de problèmes que nécessaire ? Il est temps pour toi d'enlever les roues d'entraînement, de faire attention à ta montre et de rentrer à la maison comme promis.

SOLUTION : UN CONCUBINAGE SÉCURISÉ

Si tu maintiens un dossier propre, comme promis, tu auras un(e) concubin(e) heureux/euse. Tu créeras un(e) concubin(e) fort(e) et sûre. Cela te donnera la liberté de faire ce que tu veux sans t'inquiéter des conséquences en rentrant à la maison.

Pense à tout le bien que tu peux faire en complétant ta liste de choses à faire. Considère le temps que tu passes à faire le travail comme si tu mettais de l'argent à la banque. Tu gagnes de la bonne volonté, et plus tu en mets à la banque, plus tu en recevras de la part d'un(e) concubin(e) reconnaissant(e). Si ta banque de bonne volonté est vide et que tu veux décoller, tu auras un(e) concubin(e) folle. Mais si tu as de la bonne volonté en banque, alors va t'amuser.

J'ai entendu des gens se plaindre qu'il ne sert à rien de terminer cette liste de choses à faire pour le miel, car ton/ta concubin(e) ne fera qu'en rajouter. Ce n'est pas vrai. En général, ton/ta concubin(e) continuera à se plaindre des mêmes tâches non terminées, encore et encore. Pense à la liste de choses à faire comme à un post-it sur le front de ton/ta concubin(e). Tant que la tâche n'est pas terminée, le post-it reste là, et il est agaçant jusqu'à ce qu'il soit enlevé. Lorsque tu auras terminé la tâche, alors il aura disparu. Tu peux qualifier les rappels de ton/ta concubin(e) de harcèlement. Si tu dis que tu ne pourras jamais rendre ton/ta concubin(e) heureux/euse, c'est faux. Élimine le post-it de ton/ta concubin(e), et les plaintes disparaîtront.

Oh, une remarque secondaire, tu pourrais être en train d'accomplir les tâches de ton/ta concubin(e) , mais n'oublie pas que c'est aussi ta maison. Lorsque tu auras terminé les tâches, tu pourras toi aussi profiter de ta belle maison.

Ce qui est étonnant, c'est qu'il faut plus d'énergie pour penser et élaborer une stratégie sur la façon de sortir du travail que pour le faire réellement. En d'autres termes, prends l'habitude d'arrêter ce que tu es en train de faire lorsque ton/ta concubin(e) a besoin de ton aide ; ne dis jamais "dans une minute". Lève-toi simplement et fais-le immédiatement. Une fois terminé, retourne à ce que tu faisais. Si tu prends l'habitude de faire immédiatement la tâche demandée, non seulement ton/ta concubin(e) sera heureuse, mais tu te trouveras aussi capable de faire ce que tu veux. Ce n'est que lorsque les besoins fondamentaux de ton/ta concubin(e) sont satisfaits que tes besoins fondamentaux le sont aussi.

Le conseil " Ne demandez pas, n'en parlez pas"
n'est pas une option dans un concubinage.

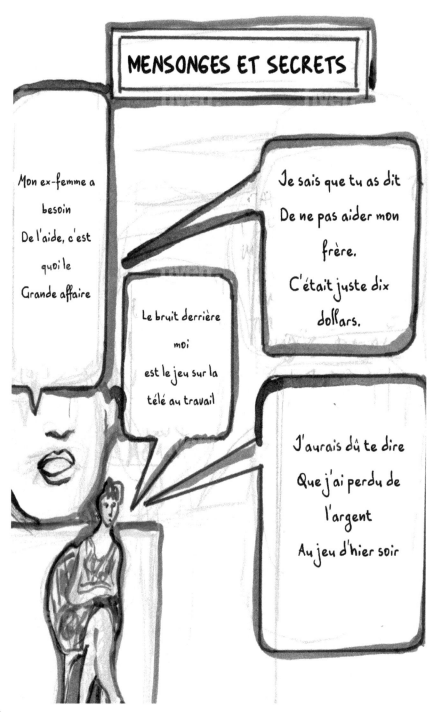

Erreur 4 :
Dire des Mensonges et Garder des Secrets

Il existe deux types de mensonges : les mensonges blancs et les mensonges graves. Les mensonges blancs sont courants, généralement racontés pour nous éviter un petit problème ou même pour faire plaisir à quelqu'un. Les mensonges blancs sont parfois appelés " bobards ". "C'était la circulation", dis-tu en arrivant en retard à une réunion, au lieu d'admettre que tu as trop dormi. "J'ai été retenu au travail", dis-tu alors que tu étais en réalité en train de boire une bière avec tes copains.

Les mensonges ou les secrets graves qui changent la vie sont les plus difficiles à avouer, car tu as peur que ton/ta concubin(e) te quitte. Je parle de choses qui peuvent ruiner des vies, comme les dépendances ou le fait de vivre une double vie. Peu importe à quel point tu penses être capable de le cacher, tes cartes seront montrées d'une manière ou d'une autre. Les concubins.es sont les meilleurs pour faire le rapprochement entre deux et deux. Elles/Ils te connaît et connaît tes habitudes. Donc, quand quelque chose dans ta personnalité ou tes habitudes change, cela envoie un drapeau rouge qui rend un(e) concubin(e) hypersensible à d'autres incohérences.

La vie privée est étroitement liée à la notion de secret. As-tu du mal à fixer des limites avec tes amis et ta famille ? Est-ce que tu partages des informations privées sur ton concubinage (qu'elles soient bonnes ou mauvaises) et penses que c'est normal ? Parles-tu à tes amis de ta vie sexuelle avec ton/ta concubin(e) ? Tu dois établir des règles avec ton/ta concubin(e) pour savoir si elle se sent à l'aise avec ce que tu peux ou ne peux pas partager et comment tu le fais. Cela inclut la publication d'images ou d'informations sur les médias sociaux.

Tu as un style de vie différent de celui de ton/ta concubin(e) ? Aimes-tu sortir dans les bars, socialiser avec tes amis et ta famille ? Les inviterais-tu tout le temps si tu le pouvais ? Aimes-tu raconter des histoires sur ta vie et être ouvert sur tout, alors que ton/ta concubin(e) aime garder plus de choses entre vous deux ?

Est-ce que tu gonfles trop tes réalisations ? Tout dans tes histoires est un peu plus grand et plus brillant que dans la vraie vie ? Quand cette exagération devient une habitude, elle peut se transformer en une forme de mensonge qui pousse ton/ta concubin(e) à se demander sur quoi d'autre tu n'es pas vraie.

Restes-tu au téléphone à envoyer des SMS à table ou au lit ? Est-ce que ton bonsoir est un baiser, ou est-ce que tu sautes le baiser pour appuyer sur ce dernier envoi ? Est-ce que la conversation que tu as avec tes "amis" des médias sociaux ou le suivi de ces "likes" brise l'intimité que tu devrais préserver pour ton/ta concubin(e) ?

C'est là que les règles, les limites et les stratégies doivent être mises en place. Elles doivent être convenues et respectées pour que le concubinage fonctionne. Si les règles ne sont pas respectées, il en va de même pour la confiance. L'une des choses les plus folles à réaliser est que tu peux être avec ton/ta concubin(e) pour toujours (ou c'est ce qu'il semble), mais cela ne signifie pas que tu la connaîtras automatiquement. Tu ne comprendras jamais ce qui la fait tiquer sans passer du temps de qualité et t'engager avec elle.

As-tu l'impression de te battre constamment pour l'amour de ton/ta concubin(e) ? À moins que tu ne communiques avec ton/ta concubin(e), tu ne sais peut-être pas que certaines réactions proviennent de traumatismes passés. C'est le genre de secret qu'une personne garde par pur besoin de survie. Si une personne a été maltraitée dans son enfance, elle a peut-être enterré profondément ce problème. Cela peut même être un secret pour elle. Si le problème n'a jamais été traité, tu en paies peut-être le prix sans le savoir.

AGIS : S'ENGAGE

Comprends que te prendre en flagrant délit de mensonge blanc, de bobard ou de vérité exagérée peut-être bien plus grave que tu ne le penses. Tu découvriras plus tard que cela joue sur les besoins fondamentaux de ton/ta concubin(e) . Cela déclenche une série de drapeaux rouges qui remettent en question ton intégrité et ta crédibilité. C'est basé sur le fait que ton/ta concubin(e) pense au gros mensonge qu'elle rate si tu peux mentir sur une petite chose. Ne pas dire toute la vérité peut dégénérer en une rupture totale de la confiance. Ton/ta concubin(e) espère et voudra toujours croire que tu es la concubine en qui elle peut avoir confiance et sur laquelle elle peut compter. Être trompeur ne va pas seulement détruire la pureté de la relation, mais aussi le concubinage. Es-tu assez grand pour admettre que tu as eu tort, t'excuser et demander pardon lorsque tu fais une erreur?

SOLUTION : UN CONCUBINAGE DE CONFIANCE

Les mensonges blancs sont la voie qui mène à garder des secrets et à dire des mensonges encore plus gros. C'est pourquoi il arrive qu'un(e) concubin(e) réagisse de façon si extrême et que tu penses qu'elle a simplement réagi de façon excessive. Elle n'arrive pas à croire que tu as cru pouvoir t'en sortir. Ton/ta concubin(e) passe beaucoup de temps à devenir une experte pour te connaître. Donc, lorsque tu mens, ton/ta concubin(e) peut le sentir. Elles ne veulent peut-être pas le croire ou l'aborder, mais elles le savent.

Une fois que la confiance innocente est brisée, c'est comme essayer de remettre des pétales sur une rose. Tu pourras peut-être les coller, mais cette fleur ne sera jamais la même.

Plus ton/ta concubin(e) a de doutes, plus elle aura besoin de te suivre et de t'interroger. Elle doit maintenant savoir où tu te trouves pour vérifier ton téléphone ou tes emails. Lorsque tu déclenches le besoin fondamental de confiance de ton/ta concubin(e) pour une raison ou une autre, souviens-toi que c'est ta faute s'il ne peut pas te faire confiance.

Si tu changes et que tu t'engages, il existe un moyen rapide de regagner un peu de la confiance de ton/ta concubin(e). Il s'agit d'être un livre ouvert, et tu l'apprendras au chapitre 6. Fais en sorte que ton/ta concubin(e) se sente en sécurité. Fais-lui savoir où tu es à tout moment, et donne-lui accès à ton téléphone et à tes mots de passe. Comprends que cela va demander beaucoup de travail et de temps - parfois des années - et que tu as perdu tes droits à la liberté que tu avais autrefois dans le concubinage. Cela peut sembler difficile, mais l'honnêteté te rendra libre !

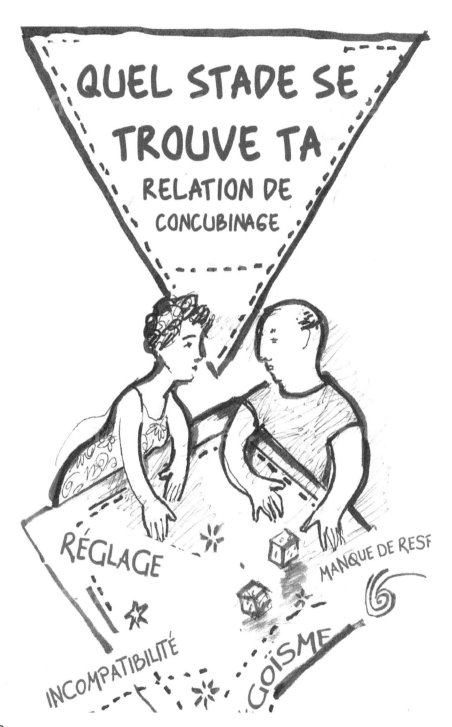

Chapitre 3 :
Les Quatre Étapes du Déclin de la Relation

Regarde à l'intérieur de toi avant de pointer du doigt.

Tu as appris les erreurs qui font dévier une relation. Tu peux faire déraper ton concubinage lorsque tu négliges ou ignores ton/ta concubin(e), que tu fixes de fausses attentes, que tu te sens en droit de le faire ou que tu racontes des mensonges et gardes des secrets. Au fil du temps, si l'une de ces erreurs devient une mauvaise habitude, elle obligera ton/ta concubin(e) à se protéger de plus en plus pour éviter d'être blessée et déçue.

Pour que ton/ta concubin(e) garde la raison, il/elle doit se protéger. C'est un déclencheur automatique qui se déclenche lorsque ton/ta concubin(e) a l'impression qu'il n'y a pas d'issue. Voici deux façons d'y penser :

La première métaphore est d'actionner l'interrupteur. Les parents maîtrisent le fait d'appuyer sur l'interrupteur avec les enfants. Lorsqu'ils sont exigeants ou qu'ils crient, les parents apprennent à appuyer sur l'interrupteur (ou à devenir fous). En appuyant sur l'interrupteur, tu trouves un moyen d'ignorer la folie pour pouvoir rester sain d'esprit.

La deuxième métaphore est le mur de briques. Chaque fois qu'une promesse n'est pas tenue, ton/ta concubin(e) protège sa déception en ajoutant une brique à son mur. Plus il y a de briques sur le mur, moins elle peut être blessée par des attentes déçues.

Tu as vu ton/ta concubin(e) appuyer sur l'interrupteur pour se déconnecter de tes bêtises. Quand il y a tellement de choses qui ont été négligées à la maison. Ou quand tu te plains constamment de ne pas pouvoir passer assez de temps avec tes amis ou de ne pas avoir assez de temps pour jouer.

Lorsque tu dis que tu vas faire quelque chose et que tu ne le fais pas, ton/ta concubin(e) ajoute une brique à son mur. Plus le mur est haut, moins elle compte sur toi pour faire ce que tu dis que tu vas faire. Si tu es attentif, ce moment de déception ou de frustration sur le visage de ton/ta concubin(e) est le moment où une brique vient de s'élever.

Je peux maintenant répondre à ta question : Si ton/ta concubin(e) est aussi malheureux/euse avec toi, pourquoi est-il/elle restée ? Premièrement, ils/elles ont éteint leur interrupteur pour préserver leur santé mentale. Deuxièmement, ils/elles se sentent protégées derrière leurs murs.

Lorsqu'une relation est stressée et surchargée de problèmes de la vie réelle, cela peut entraîner des disputes et des déconnexions dans le concubinage. C'est lorsque cela se prolonge que ton bonheur et le fait d'avoir une vie heureuse deviennent un problème. Lorsque la relation est géniale, les mauvaises habitudes peuvent généralement être tolérées. Lorsque la relation est mauvaise, toute mauvaise habitude commencera à agacer ton/ta concubin(e) de façon exponentielle. Lorsque ton/ta concubin(e) te chevauche, commences-tu à te sentir contrôlée ? Presque comme si tu avais perdu la liberté de faire ce que tu veux ? À ce moment-là, le concubinage est taxé au point que ton/ta concubin(e) se sent hors de contrôle.

La bonne nouvelle est que ton/ta concubin(e) veut croire qu'il/elle n'a pas fait d'erreur en te choisissant. Elle garde l'espoir que la connexion émotionnelle qui s'est éteinte peut-être ravivée de façon spectaculaire.

Tu dois entretenir ta relation de plusieurs façons, comme tu entretiens le réservoir d'essence de ton véhicule. Lorsque tu fais le plein de ton réservoir, pense au sentiment de satisfaction que tu éprouves lorsque tu montes sur le siège du conducteur. Tu regardes ta jauge de carburant pour voir que l'aiguille plane parfaitement au-dessus du "F", indiquant que tu es prêt à partir. Que se passe-t-il ensuite ? Remplir ton réservoir n'est plus une préoccupation. Tu peux te concentrer pour t'occuper de choses plus urgentes. Pas vrai ? Pourtant, après ce qui semble n'être qu'un instant, tu finis par regarder en bas pour voir que tu es dangereusement proche de toucher le "E". Tu as négligé de prendre conscience de quelque chose qui se passe sous ton nez tous les jours. Quelle est ta réaction presque à chaque fois ? Tu secoues la tête et tu te demandes : "Mais qu'est-il arrivé à toute cette essence ?". Cela te semble familier ?

Appliquons cette même métaphore à une relation. Comme un réservoir d'essence, une relation a ses moments où, en tant que concubins, tu fais un effort total pour rendre ton/ta concubin(e) heureux/euse. Cependant, comme le réservoir d'essence vide, est-ce que tu ne fais cet effort que lorsque tu sens que la relation est sur "E" ? Attends-tu simplement que ces dates importantes du calendrier pour les couples arrivent à la même époque chaque année pour montrer un véritable amour et une affection à ton/ta concubin(e)

? Les anniversaires, la Saint-Valentin, Noël, les fêtes de fin d'année... ce sont des choses évidentes quand il s'agit de faire attention, mais quels efforts fais-tu pour montrer à ton/ta concubin(e) qu'il/elle est spéciale tous les autres jours de l'année ?

Mais attends - ne mets pas tous tes efforts dans des choses prévisibles comme l'achat de cadeaux. Si tu te dis : "Ok, maintenant je suis bon jusqu'au prochain", tu n'as rien compris. Quoi ? Depuis quand un calendrier dicte-t-il uniquement quand tu es censée t'investir dans le bonheur de ton/ta concubin(e) ?

Et si tu prenais l'habitude de remplir ton réservoir d'essence chaque fois que tu vois qu'il est à moitié plein ? Tu aurais toujours assez de carburant pour faire les choses dont tu as besoin, et ta voiture ne tomberait jamais en panne sèche. De la même façon, et si tu remplissais le "réservoir" de ta relation de façon constante ? Pourquoi ne pas saupoudrer ces petits gestes d'amour et d'affection ici et là dans ta relation chaque semaine ? Bon sang, pourquoi ne pas le faire tous les jours ?

Le simple fait d'être conscient de cette jauge de carburant relationnel au quotidien peut te faire réagir en conséquence. À quoi cela ressemble-t-il ? Complimente, enlace et embrasse ton/ta concubin(e) quand elle se réveille, apporte-lui du café le matin et dis-lui combien tu l'aimes. Quand ton/ta concubin(e) rentre à la maison, prépare le dîner ou accueille ton/ta concubin(e) à la porte avec un verre de vin après une longue journée. Demande une baby-sitter pour les enfants et emmène ton/ta concubin(e) à un rendez-vous. N'oublie pas de leur ouvrir la porte.

N'oublie pas que chaque geste n'a pas besoin d'être un grand déploiement. Cela doit simplement montrer à ton/ta concubin(e) que tu penses à elle et à son bonheur. Ce sont les petites choses qui comptent.

Je sais, je sais. Tu as un million de choses à faire, et parfois tu laisses ta relation glisser. Cela arrive. De nombreuses circonstances ne sont vraiment la faute de personne. La vie arrive. Mais cela devient ta faute quand tu laisses glisser trop loin et que tu négliges de remettre ta relation en haut de ta liste de priorités. C'est ainsi que tu gardes le RÉSERVOIR D'AMOUR COMPLET. Lorsque tu as la certitude que ton concubinage est au beau fixe, toutes ces obligations extérieures deviennent beaucoup moins stressantes.

Si la relation a atteint son niveau le plus bas, mais que tu en as toujours envie, il existe des moyens de la retourner. Cela commence par toi-même. Regarde à l'intérieur de toi avant de pointer du doigt. Tu ne peux pas laisser ta relation devenir incompatible !

C'est dans la nature humaine de commencer à prendre des décisions sur la façon dont tu t'investis dans ton/ta concubin(e) et elle dans toi. Lorsque ton/ta concubin(e) se sent déconnectée, c'est le début d'un concubinage qui change pour le pire. C'est un mode de survie automatique et c'est aussi simple que de réinitialiser les attentes de ton/ta concubin(e). Cette réinitialisation déclenche les quatre étapes par lesquelles ton/ta concubin(e) passera pour survivre à ton concubinage, même s'il décline.

Étape 1 : Ajustement
Étape 2 : Égoïsme
Étape 3 : Manque de Respect
Étape 4 : Incompatibilité

**Un concubinage parfait
se trouve entre deux personnes imparfaites
qui refusent de renoncer l'une à l'autre.**

RÉGLAGE

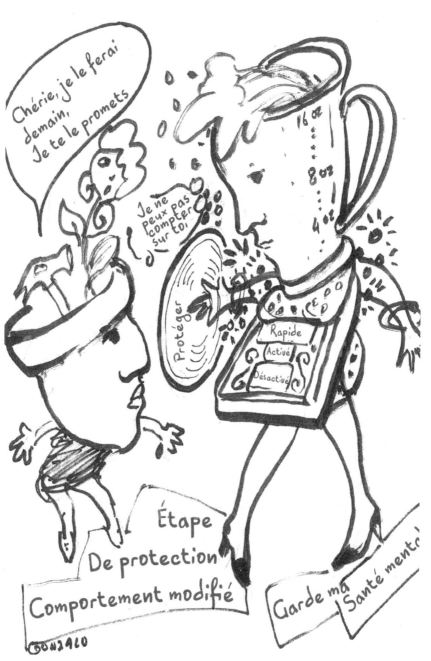

Étape 1 :
Ajustement

La phase d'adaptation est le moment où ton/ta concubin(e) ne peut plus compter sur ton aide. Il modifie ses attentes et commence à s'occuper lui-même des choses. Un seul problème ne détériorera PAS une relation, mais s'il devient une habitude, ces petites choses commencent à faire boule de neige et deviennent des problèmes plus importants.

Les feux de forêt ne surviennent pas par hasard ; il y a toujours une étincelle qui les a déclenchés. Une fois que l'étincelle s'allume, elle peut se propager rapidement. C'est la réapparition constante de ce petit bois dans ta vie qui déclenche ces disputes enflammées, obligeant ton/ta concubin(e) à faire des ajustements dans le concubinage. Il est indispensable de faire preuve de diligence pour répondre aux demandes de petites choses de ton/ta concubin(e). Le Smokey Bear l'a bien dit : "Toi seul peut prévenir les feux de forêt". Et si tu es tombé dans des schémas de mauvaises habitudes relationnelles, toi seul peut empêcher ta relation de partir en fumée.

Une autre forme d'ajustement consiste à te mettre à l'écart. Votre concubine peut éteindre (l'ouïe, la vue et le désir de romance) en appuyant sur l'interrupteur. Ton/ta concubin(e) possède cet outil. Si tu as des enfants, ton/ta concubin(e) l'a probablement déjà perfectionné. C'est un mécanisme de refroidissement qui les empêche d'exploser.

L'échange peut être un mécanisme de survie, mais il finit par ressembler à de la manipulation. Lorsque ton/ta concubin(e) est blessée, il/elle frappe sciemment ou inconsciemment, généralement parce qu'elle ressent le besoin de se défendre. Si ton/ta concubin(e) se sent lésée, il/elle peut être plus encline à mettre fin aux choses que tu apprécies, par exemple en exploitant l'intimité pour te faire rentrer dans le rang. En plus de cela, ton/ta concubin(e) peut tout simplement se retirer complètement sur le plan émotionnel et physique.

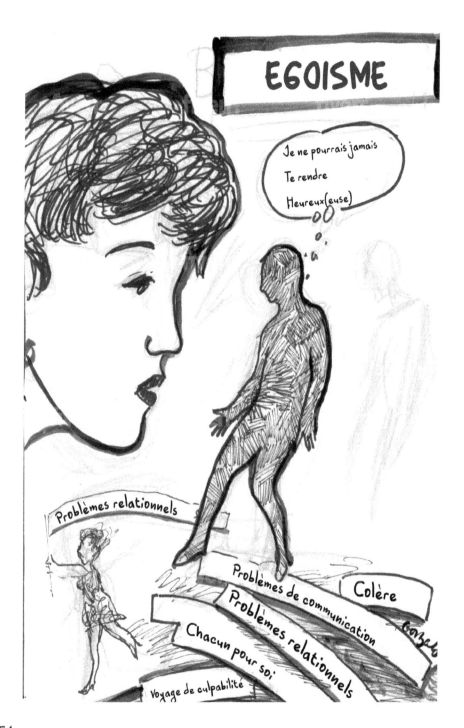

Étape 2 :
Égoïsme

L'étape de l'égoïsme peut aussi être appelée " L'étape du Chacun pour Soi ". Ton chéri(e) en difficulté essaie de corriger les problèmes en tentant de prendre le contrôle. La demande polie devient maintenant une exigence avec des conséquences prédéterminées, voire des ultimatums. C'est le stade où tu commences à penser : "Je ne pourrai jamais te rendre heureux/euse".

Tu connais ces coups de gueule. "Nous n'avons pas le temps d'aller chez ta famille pour l'Action de grâce, alors tu n'iras que chez moi". Les représailles s'installent et commencent à t'énerver. C'est une façon de te faire vraiment comprendre les conséquences de ton comportement.

Tu as l'impression que ton/ta concubin(e) agit comme un(e) fou(e) et que tu ne comprends pas pourquoi. Ils/elles viennent vers toi avec une hostilité subtile (ou pas si subtile). Tu essaies de satisfaire les besoins de ton/ta concubin(e), mais soit il/elle t'attaque avec trop de choses, soit il/elle se désengage tout simplement et n'a pas besoin de ton aide, point final. Il n'y a plus moyen de leur faire plaisir, et tu as l'impression que ton/ta concubin(e) est injuste et déraisonnable. Ton quotidien devient d'essayer de deviner qui sera le prochain à se réveiller : Hulk ou Bannister ? Glinda la bonne sorcière ou sa sœur maléfique?

Que fais-tu maintenant ? En réagissant à ton/ta concubin(e), tu commences à te désengager mentalement et physiquement. Maintenant, toi et ton/ta concubin(e) vous êtes tous les deux désengagés. C'est une tactique de survie. Se désengager, tout en s'isolant, devient le moindre des deux maux par rapport aux chamailleries constantes et épuisantes. Lorsque la communication est complètement rompue, de véritables dommages à long terme se produisent.

MANQUE DE RESPECT

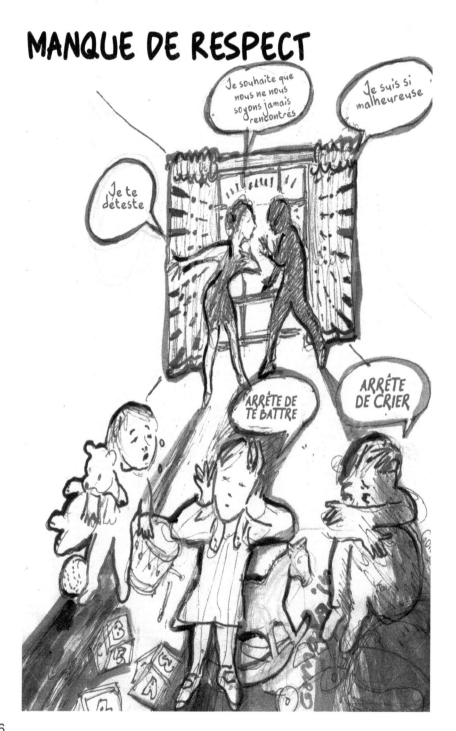

Étape 3 :
Manque de Respect

L'étape de l'irrespect est l'affreux. C'est moche. Les disputes deviennent irrespectueuses lorsqu'il y a des roulements d'yeux, des insultes et des cris. À ce stade, fais attention à ce que tu dis, car chaque mot est enregistré. Le bouton de lecture a été activé. Ce lieu de colère peut faire ressortir le pire en toi.

Ton/ta concubin(e) a-t-il(elle) déjà géré une situation avec sa famille ou ses amis où tu les as ridiculisés pour leur comportement, et la troisième guerre mondiale a éclaté, et tu as dit des choses blessantes que tu ne peux pas retirer ? Une fois que des paroles irrespectueuses sont injectées dans le concubinage, le trou dont tu dois sortir devient très profond.

À ce stade, tu commences à remettre en question la relation et tu peux envisager des scénarios de sortie hypothétiques. Une fois que le respect mutuel dans un concubinage commence à s'effondrer, cet effondrement laisse place à des habitudes sexuelles en dehors des limites de ta relation, comme les yeux baladeurs, le flirt, etc. Ces choses "inoffensives" qui ne sont pas techniquement de la triche, mais ce ne sont pas des choses que tu voudrais que ton/ta concubin(e) te surprenne à faire.

Une rupture totale du respect mutuel coïncide souvent avec une attitude "Je m'en fous". Une fois que tu ne te soucies plus de rien, au lieu d'aborder les problèmes de la relation au fur et à mesure qu'ils se présentent, les problèmes commencent à s'accumuler.

Mais ce n'est pas dans ta nature de te sentir en échec. Tu ne peux pas échouer. Tu feras tout ce que tu peux pour reprendre le contrôle, surtout lorsque tu commences à sentir que les choses pourraient devenir incontrôlables. Cela commence à se produire lorsque les attentes et les limites sont dépassées, et que l'une ou l'autre des parties peut être en faute.

Même à ce stade, avec autant de dégâts que tu as créés, si tu commences à reconnaître où tu as fait des erreurs et à les assumer, tu peux renverser la situation. Tu as juste besoin de moyens dans ta boîte à outils.

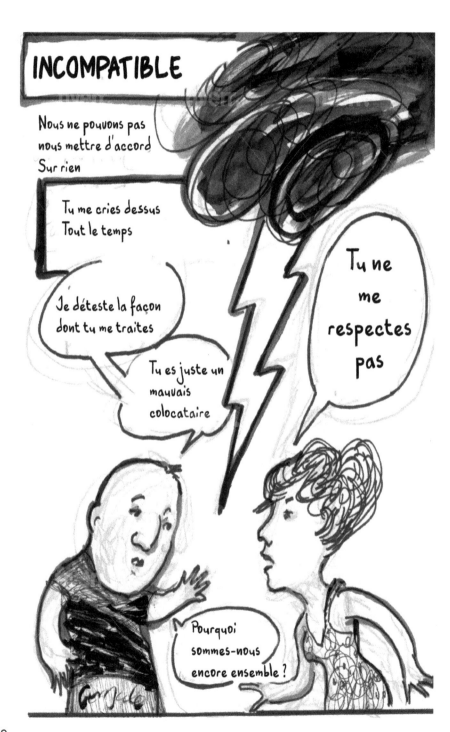

Étape 4:
Incompatibilité

Une fois que tu as atteint à l'étape de l'incompatibilité, tu es arrivé à un point où les choses semblent et se sentent sombres. C'est le moment où tu ne peux plus être d'accord sur rien et où tu commences à te demander si cette personne est TON âme sœur. C'est là que le respect mutuel dans le concubinage s'est complètement effondré et a été absent pendant un certain temps. Il est difficile de sortir de l'incompatibilité, mais avec de l'espoir et le désir des deux parties de s'en sortir, il est possible de réparer la relation. C'est un endroit dangereux où tu peux entendre que "l'amour ne suffit pas".

C'est quand tu as commencé à te laisser aller à des choses comme boire un verre avec un ex, des relations en ligne ou même une liaison. C'est une escalade du processus de mise à l'écart. Tu te noies dans le travail, les loisirs ou le sport. Essentiellement, tu fais tout ce que tu peux pour éviter ton/ta concubin(e) et toutes les disputes ultérieures. Rester tard au bureau ou faire des voyages d'affaires pour t'éloigner de ton/ta concubin(e) ne fait de toi qu'un mauvais colocataire.

Pourtant, tu ne laisses pas tomber et tu ne t'arrêteras pas avant d'être arrivé à un point extrême. Ton/ta concubin(e) peut crier et pleurer et te supplier de changer, mais tu refuses de l'entendre. Ce n'est que lorsque ton/ta concubin(e) en a finalement assez et te met dehors, mettant fin à la relation, que la plupart reviennent en pleurant. Ce n'est qu'à ce moment-là que tu décides enfin de changer car tu réalises soudain que tu ne peux pas vivre sans lui/elle.

Être constamment présent et conscient dans ta relation montre le respect et solidifie la compatibilité dans ton concubinage. N'oublie pas que ce n'est pas ta faute si tu n'étais pas conscient de ces étapes, mais que maintenant tu l'es. C'est ta faute si tu ne t'adaptes pas en conséquence.

LES BASES DE LA RELATION

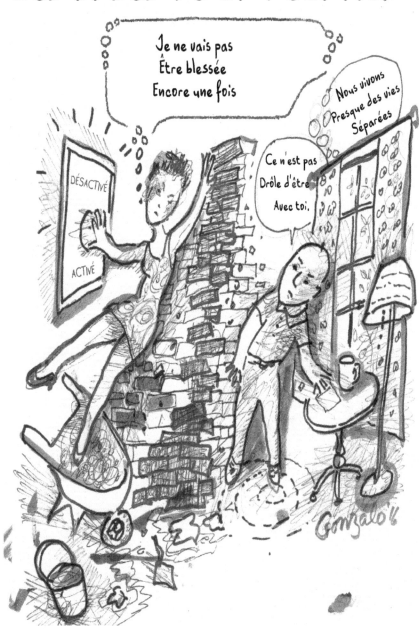

PARTIE 2 :
POURQUOI TA RELATION EST DEVENUE SI MAUVAISE

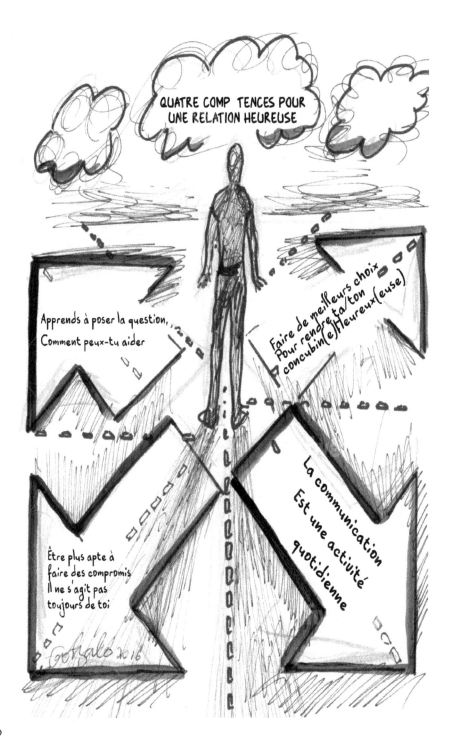

62

Chapitre 4 :
Quatre Compétences pour une
Relation Heureuse

Un concubinage est un travail en cours.
Plus tu apprends, plus il s'améliore.

Ce n'est pas de ta faute si on ne t'a jamais appris les quatre façons essentielles de travailler avec ton/ta concubin(e) pour construire une relation saine. Si tu as tâtonné dans la nuit, c'est parce que personne ne t'a dit où trouver l'interrupteur. Lorsqu'aucune des compétences essentielles ne fonctionne, le seul résultat est un stress supplémentaire, créant une relation que personne ne veut.

Voici les quatre compétences. Utilisées correctement au quotidien, tu ne seras plus en défaveur.

POSER LA QUESTION

Tu ne peux pas lire dans l'esprit de ton/ta concubin(e). Mais si tu es à l'écoute de ton/ta concubin(e), tu sais quand quelque chose ne va pas. Alors pose des questions comme : "Y a-t-il quelque chose que j'ai mal fait ou que je peux mieux faire ?" ou "Tu sembles distant. Es-tu en colère ?" Cela crée de la force et apporte de l'équilibre à la relation.

FAIRE DE BONS CHOIX

Lorsque ton/ta concubin(e) te demande quelque chose et que tu es trop occupé ou que tu l'ignores, cela crée une relation déséquilibrée. Alors, la prochaine fois qu'il/elle te le demande, fais-le.

COMPROMETTRE

Il devrait toujours y avoir des concessions mutuelles dans un concubinage. Si tu es catégorique sur une question et que ton/ta concubin(e) cède, laisse ton/ta concubin(e) faire ce qu'il/elle veut sur une autre question.

COMMUNIQUER

C'est la clé d'un concubinage réussi. Mettre ton/ta concubin(e) au courant des décisions prises qui vous concernent tous les deux est essentiel et renforce la confiance.

Le but ultime est d'éliminer le stress pour ton/ta concubin(e) et ton concubinage, afin que tu puisses être heureux. Sais-tu quel est ton nouveau travail dans la vie ? Éliminer à tout prix le stress de ton/ta concubin(e). Comme tu l'as maintenant entendu une deuxième fois : faire en sorte que ton/ta concubin(e) ne soit jamais stressé(e) !

Commence à appliquer les quatre compétences pour éliminer le stress de ton/ta concubin(e). Fais tout ce qu'il faut. Maintenant, réfléchis à ce que je te demande et pourquoi ! C'est terminé. Le cours est terminé. Tu peux rentrer chez toi. Juste après avoir terminé le livre. Parce que pour t'assurer que ton/ta concubin(e) n'est jamais stressé(e), tu auras besoin de mes outils pour y arriver, et ils se trouvent à la fin du livre, je dis juste.

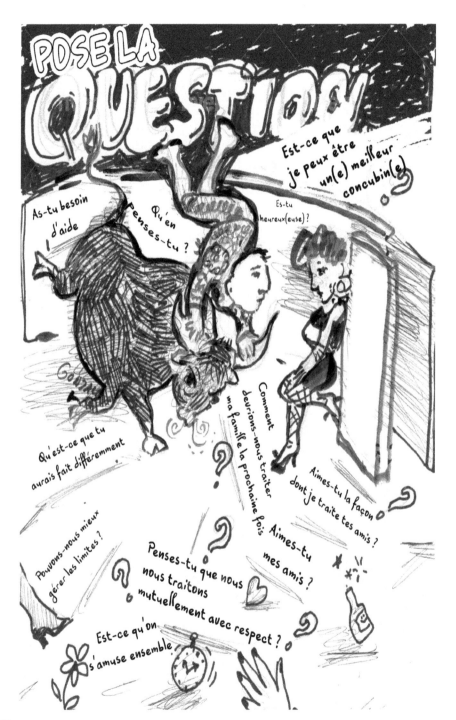

Compétence 1 :
Poser la question

Les questions donnent aux gens la possibilité de parler des choses de manière constructive. Les couples, surtout au début d'une relation, essaient toujours de faire ce qu'ils pensent que l'autre personne veut qu'ils/elles fassent, mais la plupart des gens sont de mauvais devineurs. Les concubins qui pensent qu'ils peuvent lire dans les pensées de l'autre se trompent eux-mêmes la plupart du temps.

Voici mon secret à ce sujet : Tu sais comment dire quand ton/ta concubin(e) est déconnecté(e) de toi. Ils ne parlent pas, ne rient pas, sont énervés et, en vérité, tu ne sais pas pourquoi. Normalement, tu leur laisses simplement de l'espace et tu passes à autre chose. C'est à ce moment-là que tu dois dire : "Tu as une minute ? J'aimerais poser une question. Je veux m'améliorer et je ne sais pas ce que j'ai fait de mal. Mais, plus important encore, j'aimerais savoir comment je peux rectifier le tir." Laisse ton/ta concubin(e) s'ouvrir, puis montre-lui/elle que tu feras de meilleurs choix à l'avenir.

Un bon exemple est lorsqu'une personne dans une relation a besoin de plus de temps seul sans son/sa concubin(e). Cela peut créer un conflit lorsqu'un/ une concubin(e) commence à penser : "Oh, ils ne veulent pas être avec moi, ce qui doit signifier qu'ils ne se soucient pas de moi." En réalité, l'un des concubins peut simplement être habitué à avoir plus de temps seul et ne se rend même pas compte de ce qu'il/elle fait ressentir à l'autre personne. Poser des questions permet de dissiper la confusion.

Il est temps de poser des questions telles que : "As-tu le sentiment que notre relation est équilibrée ?". "As-tu le sentiment que ce concubinage est égal ?" Ou "Te sens-tu en sécurité avec moi ?". La dernière question à aborder est de savoir si ton/ta concubin(e) te fait confiance. Maintenant, il est temps d'écouter les réponses. Prends des notes - beaucoup de notes - et écoute.

Pose des questions pour aider ton/ta concubin(e) à dire tout haut ce qui se passe dans sa tête. Mais chaque question doit répondre à la question fondamentale : Comment puis-je être un/une meilleur concubin(e) pour toi ?

FAISANT DES CHOIX

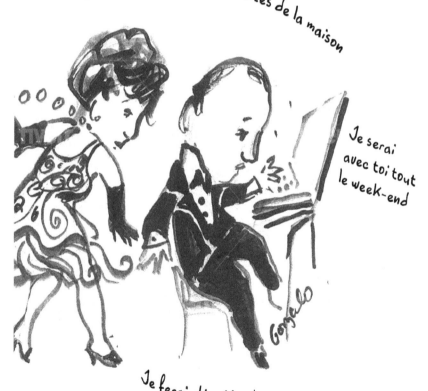

Compétence 2 :
Faire de bons choix

Chaque action est un choix.

Si tu as déjà essayé de prendre une décision, petite ou grande, avec ton/ta concubin(e), tu sais à quel point cela peut être difficile. Pourquoi est-ce si difficile ? Lorsque tu étais célibataire, tu prenais les décisions de manière indépendante, et cela nécessitait une adhésion personnelle avec peu d'impact sur les autres personnes.

Il va de soi que la qualité de ta prise de décision définit qui nous sommes dans nos relations, ce qui mène à un concubinage réussi ou non. N'oublie pas que les besoins de ton/ta concubin(e) doivent passer en premier. Ce n'est qu'à ce moment-là que tu es sur la voie d'un/une concubin(e) sain(e). Souviens-toi simplement de ceci : chaque action est un choix.

Que vous preniez activement des décisions ensemble ou que vous teniez compte de l'autre dans vos choix individuels, il y a relativement peu de décisions que vous devriez prendre tout seul. Si l'un/une ou les deux concubins partent trop souvent de leur côté pour prendre des décisions sans en parler avant, tôt ou tard, la relation en souffrira. Je comprends que faire des choix est une démarche indépendante, mais ils doivent être faits ensemble dans un concubinage. Lorsque tu fais des choix sans donner à ton/ta concubin(e) un indice de ce qui se passe, les sentiments peuvent être blessés.

Mais parler d'une décision ne signifie pas prendre le contrôle de la décision. Laisse ton/ta concubin(e) faire ses propres choix et respecte son jugement. Laisse-lui la liberté de réussir ou d'échouer, avec tout l'apprentissage qui va avec les deux. Et toi aussi, tu dois montrer à ton/ta concubin(e) que tu peux prendre de bonnes décisions par toi-même.

FAIRE DES COMPROMIS

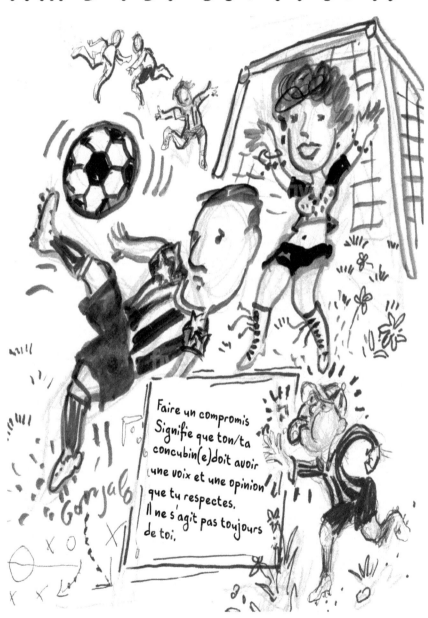

Compétence 3 :
Compromettre

Le compromis est compris comme le fait de renoncer à quelque chose pour atteindre un lieu de compréhension avec ton/ta concubin(e). À un moment donné dans ta relation, toi et ton/ta concubin(e) aurez une approche, une opinion ou un souhait différent. Mais s'il est bien fait, le compromis t'aidera, toi et ton/ta concubin(e), à grandir ensemble en tant qu'équipe. Cela favorise la confiance, la responsabilité, la cohérence et la sécurité dans ta relation. Cela montre aussi que vous avez un objectif commun en tête : un concubinage sain.

Voici la compétence à mettre en pratique : Lorsque tu prends une décision difficile, mets d'abord ton ego en échec. Si tu penses que ta façon de faire est la seule possible, je te demande simplement de prendre du recul et de réévaluer si cette mauvaise programmation t'aide. Faire ce que veut ton/ta concubin(e) est-il la pire chose qui puisse arriver ? Dans la plupart des cas, j'ai trouvé que le choix de mon/ma concubin(e) est correct et souvent meilleur que le mien.

Dans une relation, tu ne peux pas éviter les disputes, mais tu peux te mettre d'accord sur la meilleure façon de se disputer. C'est une LANGUE D'AMOUR. Si ton/ta concubin(e) a besoin d'espace après un problème, reviens ensemble plus tard pour parler. Si tu as l'impression de donner plus que ce que tu reçois, ou que tes compromis commencent à ressembler à des sacrifices, il est peut-être temps de réévaluer les normes et les limites en place, sinon tu tomberas dans le dangereux territoire où tu fais plaisir aux gens.

Le compromis est une compétence qu'il faudra du temps pour apprendre. Ne laisse pas les choses en arriver au point où ton/ta concubin(e) s'énerve parce qu'il/elle a l'impression de faire tout le travail et que tu es parti(e). Pour se réengager, il est préférable de s'approprier la situation. N'oublie pas qu'il n'y a pas de mal à dire : "Tu as raison, j'ai tort".

COMMUNIQUER

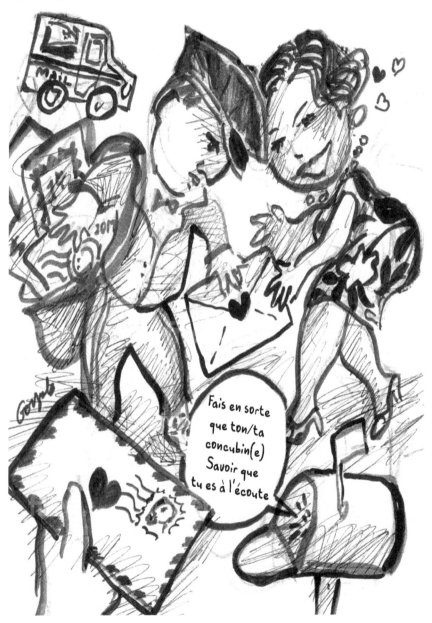

Compétence 4 :
Communiquer

Une communication efficace avec ton/ta concubin(e) renforce le respect mutuel. L'idée est simple : les gens sont empathiques. Ils peuvent comprendre à un niveau très subtil quand quelque chose ne va pas. La communication permet donc de renforcer le respect. Cela permet de ne pas se demander ce que pense ton/ta concubin(e). Cela permet d'éviter les malentendus et de renforcer la confiance. Elle permet aux concubins de se soutenir mutuellement. Cela aide les concubins à grandir en amour et c'est excellent pour leur humeur.

La prochaine fois que tu te diriges vers ce qui pourrait être une conversation difficile sur un désaccord important, assure-toi de travailler à être un auditeur actif, même si c'est difficile. Cela va demander du travail en tant qu'ensemble de compétences complexes. Fais de ton mieux pour écouter attentivement, et montre que tu le fais en répétant ce que ton/ta concubin(e) a dit avec tes mots. Par exemple : "J'entends qu'il est vital que nous fassions des économies, alors je vais essayer de surveiller mes dépenses de plus près" ou "Je comprends que tu te sentes seul quand je travaille autant, alors j'essaierai de rentrer plus tôt à la maison quand c'est possible".

Reste connecté(e) ici avec de petits gestes, comme le contact visuel, se tenir la main et hocher la tête. Cela permet à ton/ta concubin(e) de se sentir comme des coéquipiers et non comme des adversaires. Range les téléphones portables et les ordinateurs portables lorsque tu as des discussions importantes ! Tu peux également envisager un "mot de sécurité" que tu peux utiliser pour interrompre la conversation.

Voici un secret. Si tu prends dix minutes à la fin de chaque journée pour laisser ton/ta concubin(e) se défouler, cela lui permet d'exprimer ce qu'il/elle ressent et ouvre un canal de communication positif. N'oublie pas qu'être complaisant peut tuer une relation en un rien de temps. Si ton/ta concubin(e) te demande de faire quelque chose et que cela te semble injuste, assure-toi de t'exprimer et de partager tes pensées. Parle à ton/ta concubin(e) et communique avec lui/elle, pour qu'il/elle comprenne. D'un autre côté, si tu as poussé et que tu es allé trop loin, souviens-toi que c'est normal de dire : "Tu as raison, j'ai tort".

Ce n'est pas ta faute si personne ne t'a jamais
appris ce qu'il faut pour avoir un concubinage sain.
Mais sois prévenu. Après avoir lu ce livre,
tu n'as plus d'excuses !

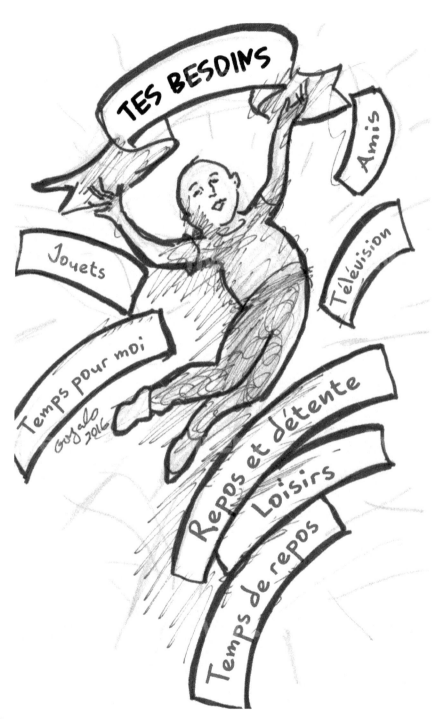

Chapitre 5 :
Tes Besoins d'être Heureux

**Tu es le roc
des fondations de ta relation.**

Dans ce chapitre, tu vas découvrir les quatre besoins que ton/ta concubin(e) doit honorer et respecter pour que tu sois heureux. Lorsque l'un d'entre eux est piétiné, tu es malheureux. Quand as-tu parlé de tes besoins à ton/ta concubin(e) ? Ton/ta concubin(e) sait-il/elle même qu'ils existent ?

J'ai besoin que tu te considères comme la fondation du pont de ta relation, que nous appelons le rock. N'oublie pas que tu es le rock de la fondation.

Dans le chapitre suivant, tu découvriras les quatre besoins de ton/ta concubin(e). Considère les quatre besoins de ton/ta concubin(e) comme les piliers de ton pont soutenus par les fondations. Ce sont les principaux composants d'un pont. Si la fondation est faible, les piliers le sont aussi. Si les fondations et les piliers sont solides, ton pont l'est aussi. Si tu réponds à tous les besoins de ton/ta concubin(e), tu as créé un pont solide. Alors et seulement alors, ton/ta concubin(e) honorera et soutiendra tes quatre besoins.

Ce dont tu as besoin de la part de ton/ta concubin(e) peut être très différent de ce que tu veux. Un besoin est une exigence absolue comme l'air et l'eau, et un désir est quelque chose que tu envies. Dans les relations, il est facile de confondre les deux.

Faire en sorte que tes désirs soient satisfaits peut être tout aussi important que tes besoins. Dépenser sur un jeu et acheter quelque chose de spécial pour lequel tu as économisé peut être confondu avec un besoin. En réalité, ce n'est pas le cas, mais cela donne du sens à la vie. Gagner de l'argent pour payer les factures, s'occuper des enfants, mettre la main à la pâte et prendre soin de ton/ta concubin(e) est un besoin. Mais après tous ces efforts, cela peut être ressenti comme un coup dur lorsque tes propres besoins ou désirs sont niés.

L'objectif est que ton/ta concubin(e) te laisse avoir tes envies. Mais cela ne peut se produire que si ses besoins sont satisfaits. C'est tout simplement la nature humaine et le bon sens. Les besoins sont essentiels et importants pour tous. Il y a le besoin de se sentir en sécurité, de réussir ou d'être heureux dans ta relation. Il y a le besoin d'avoir une connexion avec un/une ta concubin(e) amusant(e) et aimant(e). Pour déchiffrer la différence entre les besoins et les envies, je te suggère de te concentrer d'abord sur les nécessités. Ensuite, communique à ton/ta concubin(e) tes désirs. N'oublie pas que ton/ta concubin(e) a aussi des envies.

En réalité, lorsque les besoins et les désirs sont satisfaits, la vie bascule et, dans la plupart des cas, ton/ta concubin(e) est sain(e). Pour que tes désirs soient satisfaits, tu dois avoir satisfait les besoins de ton/ta concubin(e).

Continuons avec la métaphore du concubinage comme un pont. Nous avons déjà établi que tu es la fondation. La dernière pièce est les poutres de soutien qui reposent sur les piliers. Les poutres de soutien sont les problèmes quotidiens qui peuvent faire basculer les piliers et ébranler les fondations. Tu en apprendras davantage à ce sujet au chapitre 6.

Plongeons dans ce qui te rend heureux. Certaines choses s'appliqueront à toi, d'autres non. Utilise simplement ce qui fonctionne pour toi. Tu trouveras ci-dessous les étiquettes que j'applique à quatre besoins humains fondamentaux.

- **AIMER**
- **N'AIMER PAS**
- **ÊTRE NUL**
- **DÉTESTER**

Si ces quatre besoins sont compris et respectés, c'est simple. Tu seras heureux !

TU SAIS QUDI TU AIMES ÊTRE HEUREUX(EUSE)

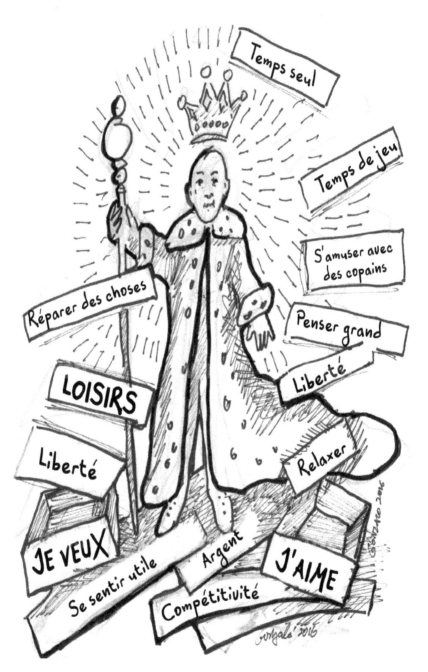

1 : Ce Que J'AIME

Le premier besoin est défini comme ce que tu aimes dans la vie pour être heureux. Le besoin d'AIMER est ce qui fait que la vie vaut la peine d'être vécue - ce sentiment de tout avoir. Lorsque ton/ta concubin(e) respecte ce que tu AIMES, la vie est géniale. Sinon, tu commences à avoir du ressentiment et à être malheureuse avec ton/ta concubin(e).

Voici quelques choses communes qui relèvent du besoin d'AIMER :

Se Sentir Nécessaire et Désiré : Le besoin de se sentir utile et désiré peut se manifester par de petites choses. Recevoir un compliment, se passer la main dans les cheveux en rentrant à la maison... un peu d'attention ne fait jamais de mal. Si tu veux en vouloir plus, donne plus. C'est un sentiment formidable lorsque ton/ta concubin(e) te dit "Tu es incroyable" et qu'il/elle le pense vraiment. C'est encore mieux quand il/elle dit qu'il/elle a envie de toi.

Compagnonnage : C'est le besoin d'avoir un/une concubin(e) amusant(e) et aimant(e) que tu peux appeler ton meilleur(e) ami(e) et avec qui tu peux passer du temps. Quelqu'un que tu peux côtoyer tout le temps et apprécier. Le/la concubin(e) qui t'aime pour toi. Un concubinage de deux personnes inséparables.

Compétitivité : Le besoin de rivaliser et de gagner est une poussée d'adrénaline, qu'il s'agisse d'un match avec tes copains ou simplement d'encourager ton équipe. C'est l'idée de gagner qui provoque cette montée d'adrénaline. Des endorphines à volonté, bébé ! C'est une euphorie naturelle qui te fait te sentir vivant. Mais ne rivalise pas avec ton/ta concubin(e)... je dis ça comme ça.

Arranger des Choses : Qu'il s'agisse d'arranger verbalement ou physiquement quelque chose, le faire se sent bien. C'est un coup de fouet à ton ego quand tu y arrives - tu as réussi ! Même si tu n'as aucune idée de ce que tu viens de faire, ça fait du bien. Donc seuls les commentaires positifs sont souhaités ici !

Pardonner : Le besoin de pardonner est essentiel, car sans cela, tu ne feras que rester en colère. Être capable de pardonner est une forme de liberté mentale. Ne perturbe pas cela. Il est essentiel de pardonner pour pouvoir passer à d'autres activités importantes et ne pas s'inquiéter. Le message intérieur ici est : pas de mauvais mojo, s'il te plaît. Plus vite tu répares le problème et pardonnes, plus vite tu retournes t'amuser.

Sexe : Ta vie sexuelle affecte ton bien-être général - physiquement, spirituellement et émotionnellement. Elle te donne l'impression que tu es toujours dans le coup et qu'il ne faut pas se frotter à toi, car tu es la meilleure. Si tu ne l'utilises pas, tu vas le perdre. Si ton/ta concubin(e) ne comprend pas cela, il/elle devrait comprendre que c'est la réalité : tu as besoin de sexe pour te sentir vivant(e). Tes besoins doivent être satisfaits d'une manière ou d'une autre. Ces sites particuliers ne gagnent pas des milliards par eux-mêmes ; ils ont besoin d'aide.

Penser Grand : Tu veux stimuler ton but dans la vie ? Laisse-toi aller à penser grand et rêve à ton prochain voyage, concert, marché, changement de carrière, startup ou autre chose que tu attendais de faire. Avoir un/une concubin(e) qui te soutient et t'appuie, c'est de l'or. Lorsque les rêves sont écrasés, ton estime de toi-même l'est aussi, ce qui déclenche des insécurités. C'est pourquoi il est essentiel d'avoir un/une concubin(e) extraordinaire à tes côtés. Ils/elles sont là pour fêter avec toi quand tu gagnes et t'aider à lécher tes blessures et à ramasser les morceaux quand les choses ne se passent pas comme prévu. Les grands rêves ont parfois besoin d'être recalibrés ou ajustés, et dans certains cas, si tu as tout donné et que ça ne marche pas, c'est normal de laisser tomber le rêve et d'en trouver un nouveau.

Jouets, Gadgets, Passe-Temps Ou Sports : Le temps de recharge peut aider à renforcer ta santé mentale et physique tout en favorisant ton bien-être. C'est plus qu'une simple évasion mentale ; ces activités peuvent te faire sentir vivant avec un but.

Décharge : Le besoin de se défouler, de se défouler et de laisser l'esprit se vider est essentiel pour vivre une vie saine. Pouvoir parler à son/sa concubin(e) de sujets importants ou non et ne pas être fermé est un besoin. Que tu le réalises ou non, tout le monde a besoin d'être écouté de temps en temps. Cela t'inclut ! C'est ainsi que tu peux valider si tu es sur la bonne voie ou non. Ton/ta concubin(e) devient ta caisse de résonance. L'avantage de se défouler auprès d'un partenaire qui sait écouter, c'est que cela vous rapproche. C'est une connexion et un lien. Cela révèle leur attention et leur amour.

Lorsque ton/ta concubin(e) honore et respecte ces besoins d'AIMER, les choses sont simples, et tu es heureux/euse. Lorsque l'un de ces choses que tu AIMES est piétiné, ta réaction est la même à chaque fois : tu es fou !

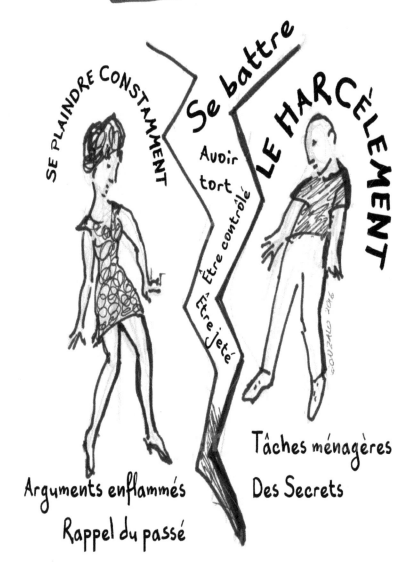

CE QUE JE N'AIME PAS

SE PLAINDRE CONSTAMMENT

Se battre

Avoir tort

Être contrôlé

Être jeté

LE HARCÈLEMENT

Arguments enflammés

Rappel du passé

Tâches ménagères

Des Secrets

Besoin 2 : Ce que Je N'aime Pas

Ce deuxième besoin est un peu étrange. Autant tu as besoin de respect pour ce que tu AIME, autant tu attends de ton/ta concubin(e) qu'il/elle respecte tes préférences concernant ce que tu N'AIME PAS. Lorsque ton/ta concubin(e) attend de toi que tu fasses constamment des choses que tu n'aimes pas faire, cela peut donner l'impression qu'une bombe explose. Des émotions négatives comme la colère, la frustration et le ressentiment se manifestent.

Voici quelques exemples communs de Je N'AIME PAS qui peuvent te sembler familiers.

Être Critiqué : Le fait de se sentir rejeté écrase ton ego, surtout lorsqu'il s'agit de tâches et de commentaires tels que : "Je déteste la façon dont tu as fait le travail - c'était à moitié fait." "Quand vas-tu terminer ce projet- l'année prochaine ?" "J'aurais pu mieux le faire". "La prochaine fois, j'engagerai quelqu'un qui sait ce qu'il fait !". Ce genre de commentaires n'apporte rien, si ce n'est un sarcastique "Vraiment !? No Bueno !"

Corvées : Tu n'aimes pas les corvées ? Qui le fait ? Depuis l'enfance, chaque fois que tu entends le mot "corvée", c'est comme l'effet d'ongles qui crissent sur un tableau noir, et tu prends tes jambes à ton cou. C'est pour ça que tu as un/une concubin(e), non ? Si tu ne donnes pas un coup de pied au cul, tu n'en entendras jamais la fin de la part de ton/ta concubin(e). La plupart du temps, tu as l'impression qu'ils/elles sont ta mère. Ne peuvent-ils/elles pas simplement s'en occuper ? Mais soyons clairs : ne pas aimer les corvées n'est pas une excuse pour ne pas assumer ta part de la charge. Parle avec ton/ta concubin(e) de ce que tu n'aimes pas et des domaines dans lesquels tu serais plus heureux d'intervenir.

Plaintes Constantes : Tu n'aimes pas entendre quelqu'un se plaindre tout le temps ? C'est un défi de rester positif et heureux quand un/une concubin(e) est toujours négatif(ve). Mets tes compétences en communication à profit : pose des questions respectueuses et offre ton soutien pour découvrir ce qui se cache vraiment derrière toutes ces plaintes.

Polémiques : Tu n'aimes pas les coups de gueule ou les pertes de contrôle ? Dans ces situations, tu as toujours tendance à manquer de respect à ton/ta concubin(e) et à dire des choses que tu ne voulais pas dire. Tu vois parfois les mots sortir de ta bouche au ralenti, un mot après l'autre. Puis tu penses à voix haute : " Mon Dieu, qu'est-ce que je viens de dire ? ". Oh ! On aimerait pouvoir retirer ces mots, sinon ils nous hanteront pour le reste de notre vie.

Harcèlement : En termes simples, le harcèlement est dégradant et irritant. Tu n'aimes pas que ton/ta concubin(e) te harcèle. Si tu ne le mérites pas, demande à ton/ta concubin(e) pourquoi il/elle te harcèle sans raison réelle. Mais avant d'être trop sur la défensive, réfléchis-y. Au fond de toi, tu sais peut-être que tu te fais harceler parce que tu l'as provoqué. As-tu fixé une fausse attente ou n'as-tu pas respecté un engagement ? As-tu trouvé une excuse après l'autre pour expliquer pourquoi tu n'as pas terminé ce projet de maison ? Pendant ce temps, ton/ta concubin(e) remarque que tu as du temps pour tes activités amusantes.

Effet De Balle De Raquette : Tu n'aimes pas quand tu frappes la balle, et qu'elle te frappe en retour. Par exemple, tu es en pleine conversation et tu laisses échapper quelque chose comme "Je n'aime pas ta/ton meilleur(e) ami(e)". Immédiatement, ton/ta concubin(e) répond immédiatement : Il n'aime aucun de tes amis non plus. Ou reconnais ceci ? Tu demandes à ton/ta concubin(e) de respecter une promesse qu'il/elle a faite, et avant que tu ne finisses ta phrase, il/elle va dans son classeur mental et sort les promesses que tu as faites il y a des années et que tu n'as pas tenues. Peu importe que ce soit la même personne qui ne se rappelle pas où elle a mis ses clés il y a dix minutes. C'est L'effet De Balle De Raquette.

Le Passé : Ton/ta concubin(e) se souvient de la date, de l'heure et de la minute de tout ce qui l'a dérangé dans la relation, ce qui nuit définitivement au concubinage. Evoquer les problèmes du passé et les mélanger aux problèmes actuels est le pire.

Mensonge Blanc : Tu n'aimes pas dire des mensonges blancs, mais est-ce plus facile que de se faire engueuler ou crier dessus ? Cela arrive généralement lorsqu'il y a une différence d'opinion, et cela se produit lorsque tu penses que ton/ta concubin(e) fait des demandes déraisonnables que tu ne peux pas respecter ou satisfaire. Alors, le mensonge blanc commence. Il découle du besoin de prendre des décisions indépendantes sans expliquer tes actions et les conneries qui en découlent, et de se faire dire non.

L'opinion de mon/ma concubin(e) sur moi
compte toujours plus que celle de n'importe qui d'autre.

CE QUE JE NE SAIS PAS FAIRE

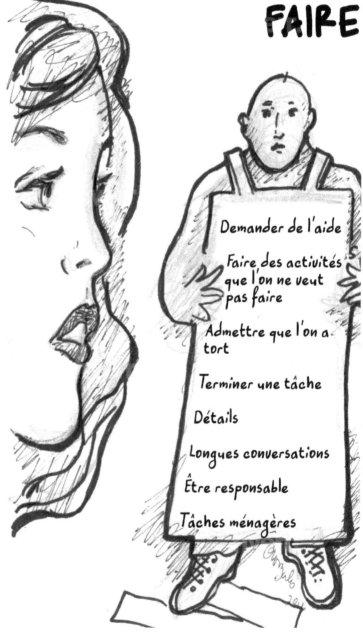

Besoin 3 : Ce à Quoi Je Suis Nul

Ce troisième besoin est également étrange. Ce à quoi TU ES NUL, tout comme ce que TU N'AIMES PAS, doit être respecté pour que tu puisses être heureux de tes décisions. Lorsque tu es obligé de faire des choses pour lesquelles tu es nul, toutes tes insécurités d'enfant se manifestent. Cela te rappelle toutes les fois dans le passé où tu ne te sentais pas assez bien.

Anthony Bourdain a demandé une fois : "Quel est l'opposé de 'être nul' ? Ne pas être nul ?" C'est le problème quand tu es en position d'ETRE NUL. Il n'y a pas de solution facile pour en sortir.

Tu te reconnais dans l'une de ces situations communes d'ETRE NUL ?

Admettre Que Tu As Tort : Cela revient à accepter que tu as fait un mauvais choix. Mais tu es la personne la plus intelligente de la pièce - comment peux-tu avoir tort ? Cela fait particulièrement mal lorsque ton/ta concubin(e) te fait remarquer que tu as tort. C'est gênant à entendre, et il n'y a rien de plus dégradant qu'un/une concubin(e) qui demande à entendre les mots "J'avais tort" sortir de ta bouche.

Demande de L'aide : Merci, YouTube, de nous aider à réaliser ces projets domestiques difficiles. Mais que se passe-t-il si Internet est en panne ? Que ferais-tu ? Tu as ta réponse. Rien, car ta fierté t'empêchera de demander de l'aide. Pourquoi ? Parce que tu es nulle pour ça !

Achèvement des Tâches : Es-tu nul pour terminer les tâches à temps ou pas du tout ? À moins qu'une tâche ne donne lieu à une grande récompense, elle n'est pas une priorité. Les chiens attendent une friandise, et un grattement derrière l'oreille ne fait jamais de mal. Un partenaire qui récompense un bon comportement ne fait jamais de mal. Alors, assure-toi d'être récompensé par une friandise pour un bon comportement. Sinon, nous serons juste nuls pour accomplir les tâches.

Les Détails : Es-tu tout simplement nul pour les détails ? S'occuper des détails prend tout simplement trop de temps. Courte, rapide, et au point que c'est un gagnant/gagnant, entrez et sortez. Nous vivons dans un monde où la gratification instantanée est la norme, et le multitâche signifie commander une pizza et regarder le match simultanément. Tout le reste est trop détaillé, et nous sommes tout simplement nuls.

Les Longues Conversations : Lorsque ton/ta concubin(e) a besoin d'avoir une longue conversation, c'est là que la réponse ETRE NUL se déclenche. Lorsque ton/ta concubin(e) veut expliquer les détails d'un sujet et veut que tu écoutes chaque lettre, as-tu la capacité d'attention d'un moucheron et as-tu besoin d'informations douces et courtes ? Lorsque les détails doivent jouer un rôle, l'esprit est simplement multitâches. Par exemple, ils/elles parlent, et nous écoutons mais pensons aussi à ce que nous voulons sur la pizza. C'est un gagnant/gagnant, non ? Je suis toujours en train d'écouter.

Garder Tes Opinions Pour Toi : C'est impossible à faire. Si tu as une opinion, elle sortira d'une manière ou d'une autre.

CE QUE JE DETESTE

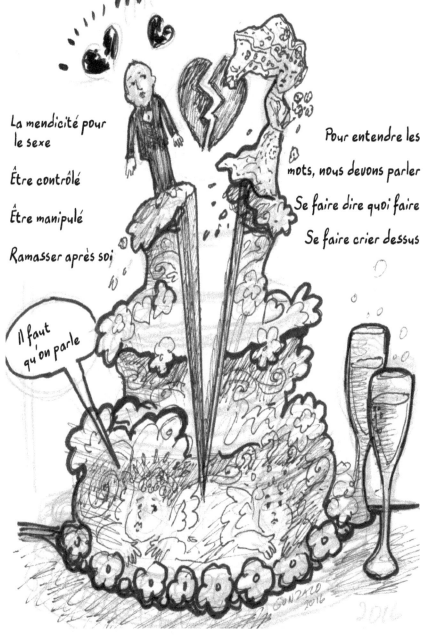

La mendicité pour le sexe

Être contrôlé

Être manipulé

Ramasser après soi

Il faut qu'on parle

Pour entendre les mots, nous devons parler

Se faire dire quoi faire

Se faire crier dessus

Besoin 4 : Ce Que Je Déteste

Ce quatrième et dernier de tes besoins est également étrange. C'est ce que tu DETESTES qui doit être respecté pour que tu puisses être heureux avec ton/ta concubin(e). Lorsque tu es obligé de faire des choses que tu détestes, ton besoin de HAINE sera déclenché. Là où ETRE NUL peut déclencher des problèmes d'estime de soi, la HAINE t'emmènera directement vers la colère et le ressentiment.

Voici quelques situations courantes de HAINE. Sois honnête. Peux-tu faire le lien ?

Supplier pour le Sexe : Le besoin de mendier des rapports sexuels arrive en tête du classement pour avoir déclenché le besoin de HAINE. Lorsque ton/ta concubin(e) te coupe la parole ou que tu dois le/la supplier, tu n'es tout simplement pas une personne normale à ce moment-là. Tu peux te retrouver à faire la moue et à mendier. Tu es tout simplement misérable. Tu feras des choses que tu ne souhaiterais à personne d'autre juste pour que tes besoins soient satisfaits. La fierté, l'humilité et l'estime de soi sont jetées par la fenêtre. Lorsque tes besoins sexuels sont satisfaits, tu détournes le regard, tu te brosses les dents et tu reprends là où tu en étais.

Être Contrôlé(e) : Si ton/ta concubin(e) prend toutes les décisions, ne t'écoute pas et a des attentes énormes sans responsabilités équilibrées en retour, tu es contrôlé. Tu as l'impression de ne jamais avoir ton mot à dire. C'est un sentiment d'incompétence.

Être Manipulé : Qui aime être manipulé ? Encore une fois, personne. C'est pourquoi le noyau de la HAINE est déclenché. Tu détestes être manipulé et tu n'aimes pas être mis à l'écart car cela implique que tu n'as jamais eu le contrôle de la situation. Maintenant, comprends-tu pourquoi je dis que la HAINE est un besoin ?

Ramasser Après Toi-même : Certains concubins s'opposent à ce que tu ramasses tes affaires en disant : "Je ne suis pas ta mère". La plupart d'entre nous sont sensibles à la relation qu'ils entretiennent avec leur mère, alors suggérer que nous voulons ou avons encore besoin d'elle pour les soins de base est un problème.

Nous devons parler : Aucun autre mot ne fait peur à un/une concubin(e) comme ces quatre mots : "Nous devons parler".

Maintenant, retourne en arrière et pense aux choses qui entrent dans ces quatre catégories - J'AIME, JE N'AIME PAS, JE SUIS NULLE et JE DÉTES-TE. Il y a peut-être des choses que tu t'avoues à toi-même pour la première fois. Partage-les ensuite avec ton/ta concubin(e), pour qu'il/elle soit sur la même longueur d'onde. Ne suppose pas que ton/ta concubin(e) est déjà au courant. L'objectif ici est que vous reconnaissiez tous les deux vos besoins.

Ensuite, il est temps d'aborder les besoins fondamentaux de ton/ta concubin(e). Tu es sur la bonne voie pour comprendre la véritable cause des dé-connexions dans une relation. Une fois que tu connais les besoins de ton/ta concubin(e) et que tu comprends comment y répondre, tu es sur la bonne voie !

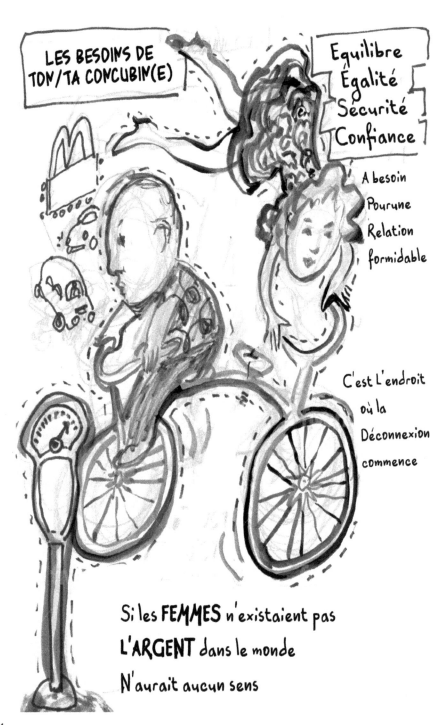

Chapitre 6 :
Les Besoins de Ton/ta concubin(e) pour être Heureux/euse

Lorsque tu aides ton/ta concubin(e) à répondre à ses besoins, tu deviens le/la meilleur(e) concubin(e) possible.

Ne veux-tu pas rendre ton/ta concubin(e) heureux/euse ? Ne veux-tu pas regarder ton/ta concubin(e) avec amour, respect et amitié ? Ne veux-tu pas que ton/ta concubin(e) te regarde comme si tu étais la seule chose qui compte ? Ne veux-tu pas que ton/ta concubin(e) sache qu'il/elle peut compter sur toi ? Ne veux-tu pas que ton/ta concubin(e) sache que tu seras celui qui le/la protégera vraiment ? Alors ce chapitre est la sauce secrète d'un excellent concubinage. L'explication la plus simple des raisons pour lesquelles les concubinages échouent est que les besoins de ton/ta concubin(e) n'ont pas été satisfaits. Nous allons parler de ce qui fait réagir ton/ta concubin(e) et de ce qu'il/elle pense (sans ouvrir la boîte de Pandore).

N'oublie pas que les quatre besoins de ton/ta concubin(e) sont les piliers de ton pont. Lorsque tes besoins sont satisfaits, les fondations sont solides. Les piliers de ton partenaire permettent au pont de rester debout. C'est généralement ton/ta concubin(e) qui fait en sorte que tout fonctionne bien à la maison et qui maintient le pont debout. Si les fondations et les piliers sont solides, ton pont l'est aussi.

Voici les piliers. Lorsque tu aides ton/ta concubin(e) à répondre à ces quatre besoins, tu deviens le meilleur concubin possible.

- **Équilibre**
- **Égalité**
- **Sécurité**
- **Confiance**

Ton rôle est de veiller à ce que les piliers de ton/ta concubin(e) ne soient jamais endommagés. Ton rôle est d'honorer et de respecter les besoins de ton/ta concubin(e). Pour ce faire, tu dois soutenir les besoins de ton/ta concubin(e). Cela commence par la compréhension des quatre erreurs que tu as commises. Une fois que cette ampoule s'allume, tu comprends comment tu as un impact sur ton/ta concubin(e) avec les choix que tu fais. Maintenant, un nouveau voyage peut commencer pour toi et ta relation.

La vérité est que tu vas devoir modifier tes comportements. N'oublie pas que tu es la fondation. Les fondations doivent avant tout s'installer. Cela commence lorsque tu comprends pourquoi tes besoins n'ont pas été satisfaits - mais si les besoins de ton/ta concubin(e) n'ont pas été satisfaits, il n'y a aucune chance que les tiens le soient aussi. Une fois que tu as compris cela, nous sommes enfin sur la même longueur d'onde pour avoir un partenariat heureux. Si tu n'es pas d'accord, tout ce que je peux te dire, c'est bonne chance.

Tu apprendras que chaque pilier est affecté par les problèmes quotidiens qui se présentent. Si tu es positif et d'un grand soutien, les piliers ne sont pas affectés. Si tu es négatif et peu réceptif, tu causeras des dommages à un pilier. Plus tu es négatif et peu réceptif, plus les fissures se développeront. Plus il y a de fissures, plus le pilier est faible. Si les quatre piliers sont faibles, ta relation peut s'écrouler. Ton travail consiste à t'assurer que tu maintiens ton pont sans fissures dans les piliers.

Une façon de détecter les fissures est le bruit que fait ton/ta concubin(e) pour attirer ton attention. Tu peux l'appeler emmerdante. Si ton/ta concubin(e) est tout le temps sur toi, alors devine quoi, tu as beaucoup de fissures à réparer. Bien sûr, tu peux les ignorer et vivre une vie douloureuse et belligérante jusqu'à ce qu'il ne te reste que des gravats.

Comprends que réparer chaque pilier demandera de l'attention et beaucoup de travail au début. Pense que c'est comme un pont qui n'a pas été inspecté depuis un moment. Ce n'est pas un projet qui se fait en une nuit. Chaque pilier est unique et nécessite des outils et des compétences spécifiques pour le réparer. Si tu essaies de résoudre un problème à l'aide d'un tournevis à tête cruciforme alors que tu as besoin d'une tête plate, ça ne marchera tout simplement pas. Nous aborderons tout cela dans le prochain chapitre.

La bonne nouvelle est que ces piliers peuvent être réparés une fissure à la fois. Les fissures profondes prendront du temps, mais avec des efforts minutieux et constants et les bons outils, il y a toujours de l'espoir. L'espoir est l'un des plus grands cadeaux de ton/ta concubin(e) dans la vie. Sans espoir, ton/ta concubin(e) serait parti(e) depuis longtemps.

Alors, abordons les quatre besoins de ton/ta concubin(e) et commençons à réfléchir à ce qu'il faudrait pour consolider chaque pilier. Avant de commencer à évaluer la quantité de dégâts accumulés par chaque pilier, ralentissons un peu. Lorsque tu lis ce chapitre, essaie de te remémorer tes expériences passées pour comprendre où tu as pu négliger les besoins de ton/ta concubin(e).

ÉQUILIBRE

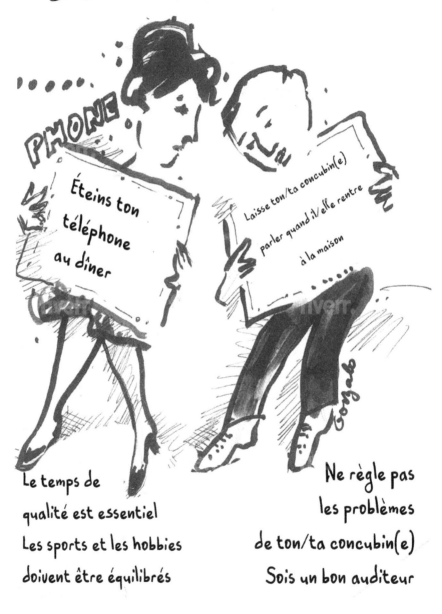

PHONE

Éteins ton téléphone au dîner

Laisse ton/ta concubin(e) parler quand il/elle rentre à la maison

Le temps de qualité est essentiel
Les sports et les hobbies doivent être équilibrés

Ne règle pas les problèmes de ton/ta concubin(e)
Sois un bon auditeur

Besoin/Pilier 1 : Équilibre

Des piliers inégaux conduisent à un pont instable et branlant, et comme un pont, une relation déséquilibrée risque de s'effondrer. L'équilibre signifie être capable de prendre la place de ton/ta concubin(e) lorsqu'il/elle a besoin de ton soutien, qu'il s'agisse de préparer le dîner, de faire le ménage, la lessive, l'épicerie ou de mettre les enfants au lit. Si ton/ta concubin(e) s'occupe habituellement de ces activités et que tu t'aperçois qu'il/elle est épuisé(e), tu devrais savoir qu'il/elle peut intervenir sans qu'on lui demande. La clé pour réparer les fissures du pilier de L'équilibre est d'arrêter de négliger et d'ignorer ton/ta concubin(e), comme nous l'avons vu au chapitre 2.

LES COUPABLES QUI AFFECTENT L'ÉQUILIBRE RELATIONNEL

L'équilibre relationnel est mis au défi autour de ces facteurs auxquels tout le monde est confronté. Nous aborderons les outils quotidiens dans le prochain chapitre.

- **Famille**
- **Amis**
- **Habitudes**
- **Santé**
- **Loisirs et sports**
- **Enfants**
- **Décharge**
- **Travail**

Il existe des problèmes plus complexes que j'appelle "bagages" qui affectent l'équilibre de la relation. Ils sont

- **Addiction**
- **Dépression**
- **Jamais assez**
- **Traumatisme**

Ce livre aborde quelques-uns des outils quotidiens les plus utilisés. Pour plus d'outils et les questions de BAGAGE, va sur

Une relation équilibrée signifie se retrouver dans une situation qui nécessite un travail d'équipe. Ce sont les moments qui incitent ton/ta concubin(e) à réfléchir positivement à l'état de ton concubinage et qui lui permettent d'avoir confiance en sa santé. Trouver un rythme régulier aide à créer l'équilibre, l'égalité, la sécurité et la confiance dans ta nouvelle norme. Lorsque tu trouves un équilibre dans ta relation, tu peux dire "J'aime ma vie et mon/ma concubin(e)" dans le même souffle. Les deux deviennent symbiotiques.

Créer l'équilibre, c'est intervenir lorsque ton/ta concubin(e) est débordé(e) au travail, qu'il/elle a une tragédie dans la famille ou qu'il/elle se sent mal et a du mal à remplir la liste habituelle des choses à faire. C'est prendre l'initiative d'aider. N'oblige pas ton/ta concubin(e) à demander. Va simplement chercher les enfants, les emmener à l'entraînement de foot, préparer le dîner ou faire les tâches ménagères. Occupe-toi de la tâche à accomplir, quelle qu'elle soit. Cela permettra de créer un foyer et une relation équilibrés.

C'est le donnant-donnant qui en fait un concubinage. Cela va dans les deux sens - le yin et le yang d'une relation. Peut-être la philosophie la plus connue du taoïsme, le yin/yang nous enseigne l'idée que deux moitiés ensemble forment quelque chose de complet. Ils indiquent aussi un point de départ pour le changement.

Voici un exemple : C'est samedi matin, et le soir même, tu organises un dîner pour 25 amis. Voici le moment où le concubinage est au top de ses performances. Ton/ta concubin(e) et toi connaissez déjà vos rôles, et tout se passe sans problème. Il s'agit d'une démonstration réelle du concubinage 50/50 auquel vous vous êtes tous deux engagés. Ton/ta concubin(e) installe la maison et commence à accueillir les invités pendant que tu mets de la musique et que tu démarres le gril. Une fois le dîner terminé, l'un de vous fait la vaisselle pendant que l'autre prépare le café. Lorsque tout est terminé, vous êtes tous deux épuisés physiquement et mentalement, mais il y a eu relativement peu de stress pendant tout ce processus, ce qui vous a permis de profiter pleinement du dîner. C'est à ce moment-là que tu réalises qu'il n'y a aucune excuse pour expliquer pourquoi toi et ton/ta concubin(e) ne pouvez pas toujours avoir ce genre de concubinage équilibré.

La question à te poser : Qu'est-ce qui t'empêche d'avoir ce niveau d'équilibre dans ta relation ? Penses-tu qu'il y a un équilibre lorsque tu es accaparé par tes hobbies ou tes sports ? Rester en forme est une chose, mais si tu joues tous les week-ends dans une ligue de bowling ou de softball, au football, au golf ou à d'autres activités, puis que tu rentres à la maison et que tu te concentres sur un match après l'autre, puis que tu travailles sur ton équipe de baseball ou de football fantastique pendant le dîner, il ne reste plus de temps pour l'équilibre. Si, le dimanche matin, tu écoutes les commentateurs sportifs en zappant, ton/ta concubin(e) n'a pas le temps. Ce n'est pas un concubinage équilibré. Quelque chose doit céder la place, et avec un peu de chance, ce n'est pas ton/ta concubin(e).

Dans le chapitre 2, j'ai expliqué que la première erreur commise en tant que concubin était de négliger ou d'ignorer ton/ta concubin(e). Cela a un effet direct sur le pilier d'équilibre. C'est donc à toi de t'assurer que le pilier d'équilibre de ton/ta concubin(e) n'est pas endommagé lorsqu'il s'agit de problèmes quotidiens.

ÉGALITÉ

La voix de ton/ta concubin(e)
Est entendue

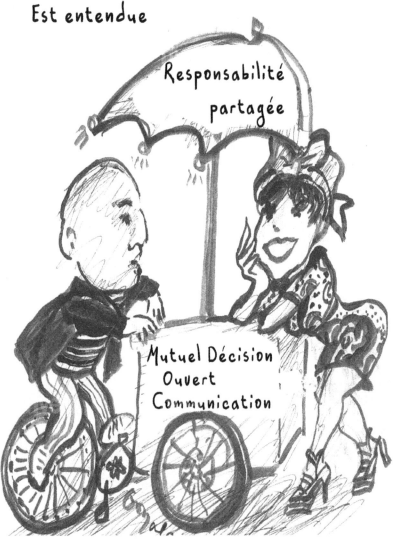

Besoin/Pilier 2 : Égalité

Dans une relation, l'égalité signifie que tu respectes les pensées, les opinions et les suggestions de ton/ta concubin(e) de façon à ce qu'il/elle puisse s'exprimer. Ton/ta concubin(e) reconnaît les choses que tu fais pour lui/elle. En retour, tu reconnais ton/ta concubin(e) pour tout ce qu'il/elle fait pour toi. Si ton partenaire est entièrement ouvert et honnête, le respect mutuel vous dicte de vous comporter de la même manière. Traite ton/ta concubin(e) comme tu veux être traité(e) - ou mieux. Ce n'est qu'alors que tu es sur la voie d'un concubinage égalitaire. La clé pour réparer les fissures du pilier de l'égalité est d'arrêter de se sentir en droit dans la partenariat, comme nous l'avons vu au Chapitre 2.

LES COUPABLES QUI AFFECTENT L'ÉGALITÉ DES RELATIONS

Baggage issues that affect equality are
Voici des questions quotidiennes qui se posent et qui peuvent affecter ton concubinage si elles ne sont pas traitées correctement. Nous aborderons les outils quotidiens dans le prochain chapitre.

- **Arguments**
- **Éviter le conflit**
- **Croyances**
- **Manque d'appréciation**
- **Respect mutuel**
- **Égoïsme**
- **Responsabilités partagées**
- **Voix**

Les problèmes de bagage qui affectent l'égalité sont

- **Engagement**
- **Compter les points**
- **Co-dépendance**
- **Ressentiment**

Ce livre aborde quelques-uns des outils quotidiens les plus utilisés. Pour plus d'outils et les questions de BAGAGE, va sur www.tuasraisonjaitort.fr

L'opposé de l'égalité est l'inégalité. C'est interrompre ou parler par-dessus ton/ta concubin(e) lorsque tu n'es pas d'accord avec ce qu'il/elle dit. L'inégalité, c'est la croyance que toutes les décisions doivent passer par toi. L'inégalité, c'est quand ton/ta concubin(e) se tient sur des charbons ardents autour de toi devant des amis, de la famille ou des invités. L'inégalité, c'est quand tu cries, que tu claques des objets ou que tu quittes une pièce en trombe pour faire valoir ton point de vue. L'inégalité, c'est dire à ton/ta concubin(e) qu'il/elle "ne comprendrait pas" lorsqu'il/elle discute d'un problème.

Les deux parties doivent être prêtes à se soumettre et à pratiquer ce que j'appelle un comportement coopératif pour éviter les sentiments de droit. Encore une fois, c'est ici que tu dois laisser ton ego à la porte.

Par exemple, ton/ta concubin(e) a l'habitude de préparer le dîner ? Disons qu'un soir, tu rentres à la maison et que ton/ta concubin(e) n'est pas là. Quelle est ta première réaction ? Si ta réponse est d'appeler ton/ta concubin(e) et de lui demander quand il/elle sera rentré(e) pour faire le dîner, tu as perdu ! Si ta réponse est de faire un dîner télévisé pour toi, de prendre une bière et d'allumer le jeu, tu gagnes ! Je plaisante. Tu perds aussi. La réponse est d'aller dans la cuisine et de préparer le dîner, comme le ferait ton/ta concubin(e).

Il n'y a pas de nourriture ou de produits d'épicerie à la maison ? Tu prends ta voiture et tu vas à l'épicerie pour acheter des provisions. Puis tu rentres à la maison, tu lis la recette et tu prépares le dîner. Si tu es intelligente, quand ton/ta concubin(e) rentre à la maison, tu dis qu'il/elle t'a manqué, tu l'embrasses et tu sers le dîner. Quand tu as fini, tu nettoies tout. C'est l'égalité, c'est un concubinage, c'est l'amour. Tu gagnes !

L'égalité est une question de respect et de laisser les besoins et la voix de ton/ta concubin(e) être aussi importants que les tiens. Traite ton/ta concubin(e) comme tu veux être traité(e), point final. Lorsque tu sors avec des amis et que tu n'es pas d'accord avec ce que dit ton/ta concubin(e), ne l'interromps pas. Laisse ton/ta concubin(e) terminer, surtout lorsque tu n'es pas d'accord. Personne ne veut être interrompu, se faire rabrouer ou, pire, se faire crier dessus. Les désaccords ne doivent pas forcément se terminer par des cris, des coups bas ou un manque de respect. Deux moitiés égalent un tout, et c'est un partage 50/50. Pas 75/25, ce qui signifie que tu dois prendre 75 % de toutes les décisions. Tu vois le tableau ?

Apprendre à crier ou à hurler est généralement une mauvaise habitude de programmation du passé et ne devrait jamais être reporté. Cela laisse la place à un environnement dysfonctionnel. L'objectif est de faire basculer le monde de ton/ta concubin(e). De connaître ton/ta concubin(e) si bien que tu anticipes ce dont il/elle a besoin avant même qu'il/elle ne le sache. C'est vraiment possible. Je l'ai prouvé, et cela rend ma ton/ta concubine furieuse que je la connaisse aussi bien. Lorsque tu auras atteint cet objectif, tu seras celle dont ton/ta concubin(e) ne peut s'empêcher de parler à ses amis et à sa famille, et celle qu'il/elle aime vraiment.

SÉCURITÉ

Le soutien
émotionnel
est indispensable

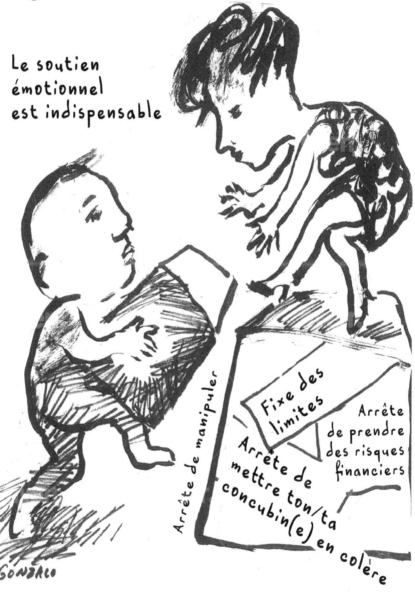

Arrête de manipuler

Fixe des limites

Arrête
de prendre
des risques
financiers

Arrête de
mettre ton/ta
concubin(e) en colère

GONZALO

Besoin/Pilier 3 : Sécurité

Un/une concubin(e) se sent en sécurité dans une relation lorsqu'il/elle peut être lui-même/elle-même, communiquer ouvertement et se sentir en sécurité sur le plan émotionnel. Le manque de sécurité dans un concubinage peut présenter plusieurs complications, comme le doute, la confusion, la jalousie et la tristesse. La clé pour réparer les fissures du pilier de la sécurité est d'arrêter de fixer de fausses attentes dans le concubinage, comme nous l'avons vu au Chapitre 2.

LES COUPABLES QUI AFFECTENT LA SÉCURITÉ DES RELATIONS

Voici des questions quotidiennes qui peuvent affecter ton concubinage si elles ne sont pas traitées correctement. Nous aborderons les outils quotidiens dans le prochain chapitre.

Soutien émotionnel
- **Se sentir aimé**
- **Finances**
- **Jalousie**
- **Manipulation**
- **Stress**
- **Tempérament**
- **Poids**

Les problèmes de bagage qui affectent la sécurité de la relation sont
- **Abus**
- **Finances**
- **Pardon**
- **Estime de soi**

Ce livre aborde quelques-uns des outils quotidiens les plus utilisés. Pour plus d'outils et les questions de BAGAGE, va sur
www.tuasraisonjaitort.fr

L'un de tes objectifs de vie devrait être de faire en sorte que ton/ta concubin(e) se sente en sécurité dans tous les domaines. Si tu as déjà flirté ou été trop amical avec une autre personne, cela peut donner le ton pour que ton/ta concubin(e) soit jaloux(se). Si tu as gaspillé de l'argent, tu pourrais déclencher le besoin de sécurité de ton/ta concubin(e).

La sécurité dans une relation vient lorsque les partenaires s'autorisent mutuellement à agir de manière indépendante au sein d'un système de soutien entièrement partagé. Cela permet de maintenir l'équilibre mental et émotionnel. Le terme "s'appuyer sur ton/ta concubin(e)" a des applications métaphoriques et littérales pour fixer ou maintenir le pilier de la sécurité. Cela signifie que tu es présent mentalement, physiquement et émotionnellement pour écouter et parler dans les moments difficiles.

Si ton/ta concubin(e) manque de sécurité dans votre relation, c'est parce que tu as donné le ton. Ta première réaction en entendant cela peut être de ne pas être d'accord. Ensuite, tu pourrais te sentir sur la défensive, voire en colère ou frustré. Mais c'est vrai. Ce sont les petites remarques, les insultes et les commentaires d'insatisfaction qui peuvent jouer sur le sentiment de sécurité de ton/ta concubin(e) dans votre concubinage.

Par exemple, tu sais que le poids de ton/ta concubin(e) le/la rend gêné(e), mais tu lui/elle dis quand même des blagues qui jouent sur ses émotions. Ou quand ils/elles passent des heures à faire du shopping, rentrent à la maison et demandent de quoi ils/elles ont l'air, et tu dis que tu n'aimes pas ce qu'ils/elles ont choisi. Tout cela joue un rôle dans la sécurité de ton/ta concubin(e). Tu as le contrôle total pour donner du pouvoir à ton/ta concubin(e) et le/la faire se sentir aimé(e) ou pour le/la dégrader et le/la faire se sentir gêné(e) et inadéquat(e). C'est pourquoi tu es à blâmer de ne pas être plus sage dans tes réponses. Au lieu de faire des commentaires négatifs, fais des commentaires positifs, sinon tu peux à toi seule déclencher une fissure dans le pilier de sécurité de ton/ta concubin(e).

De plus, lorsque tu as un désaccord avec ton/ta concubin(e) et que tu commences à le/la dégrader devant tes amis, tu es le/la coupable de son embarras et de son insécurité. Alors la prochaine fois, avant de souffler et de faire la maison s'envoler, arrête-toi, traite ton/ta concubin(e) avec respect et discute avec lui/elle.

Comprends que la sécurité financière est nécessaire pour que ton/ta concubin(e) se sente en sécurité. Par exemple, tu as économisé beaucoup d'argent, et maintenant tu veux investir ton argent, mais ton/ta concubin(e) pense que c'est risqué. C'est une question délicate, car cela affecte ton propre besoin de rêver et de voir grand. Ton/ta concubin(e) pense que tu devrais le placer dans un investissement plus sûr que celui que tu as en tête. Voici le dilemme. Si tu fais ton geste, tu déclenches le besoin de sécurité de ton/ta concubin(e), et si tu ne le fais pas, tu déclenches ton besoin d'AIME. C'est là que tes leçons sur le compromis et la communication entrent en jeu. N'oublie pas que cela exige que tu apprennes à donner et à recevoir. Parfois, tu peux réaliser tes rêves, et parfois, tu dois aider ton/ta concubin(e) à réaliser les siens. Fais en sorte d'apporter ton soutien en apportant de la sécurité au concubinage.

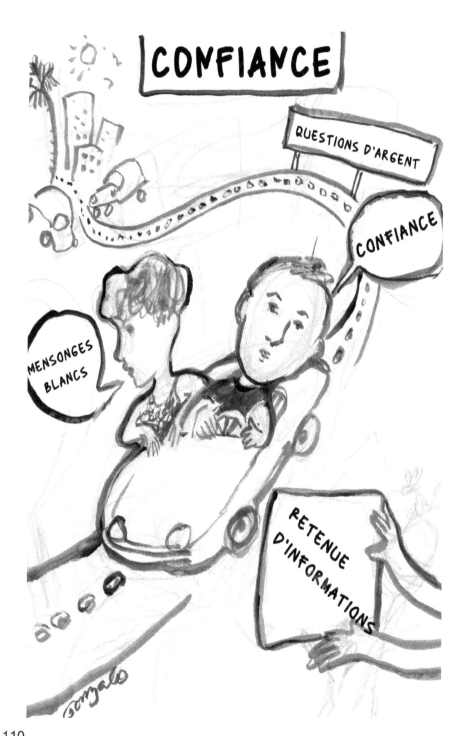

Besoin/Pilier 4 :
Confiance

S'il n'y a pas de confiance, alors qu'est-ce que tu as vraiment ?

La confiance est nécessaire à la fondation d'une relation réussie. Lorsque la confiance fait défaut, il en résulte un concubinage fragile. La confiance est le besoin le plus essentiel d'une relation. Pense au pilier de la confiance comme à un pilier porteur qui, lorsqu'il est endommagé, peut affecter tous les piliers en même temps. En cas de déception réelle et irrécupérable, ton pont pourrait ne pas tenir une plume, et encore moins autre chose. La clé pour réparer les fissures du pilier de la confiance est d'arrêter les mensonges et les secrets, comme nous l'avons vu au Chapitre 2.

LES COUPABLES QUI AFFECTENT LA CONFIANCE DANS LES RELATIONS

Voici des questions quotidiennes qui peuvent affecter ton/ta concubin(e) si elles ne sont pas traitées correctement. Nous aborderons les outils quotidiens dans le prochain chapitre.

- Limites
- Intégrité
- Intimité
- Mode de vie
- Dynamique relationnelle
- Doute
- Technologie
- Mensonges blancs

Les problèmes de bagage qui affectent la confiance dans la relation sont

- Abandon
- Déconnexion
- Double vie
- Mensonges graves

Ce livre aborde quelques-uns des outils quotidiens les plus utilisés. Pour plus d'outils et les questions de BAGAGE, va sur www.tuasraisonjaitort.fr

Comme le respect, la confiance doit être mutuelle. Tu dois croire que tu peux faire confiance à ton/ta concubin(e). Sans confiance, les soupçons sur ton/ta concubin(e) s'insinuent. La confiance engendre la liberté dans ta relation. Lorsque la confiance n'est pas présente, les suppositions négatives mènent à des insécurités qui imposent des restrictions à ton concubinage. La méfiance peut couper profondément jusqu'au cœur. C'est pourquoi les concubins peuvent devenir excessivement contrôlants lorsque des problèmes surviennent. C'est la même raison pour laquelle les mensonges blancs ne sont jamais simplement des mensonges blancs. Ils sont toujours des indicateurs de tromperie. C'est pourquoi lorsque tu es pris dans un mensonge blanc, cela peut se transformer en une grosse dispute.

Personne n'aime être pris au dépourvu. Les mensonges envahissent la confiance. Lorsque la confiance d'un/une concubin(e) a été violée, il peut être difficile de regagner cette confiance. Certaines relations font confiance à l'autre dès le début, jusqu'à ce que quelque chose se produise pour briser cette confiance. D'autres fonctionnent à reculons dans leurs relations et construisent progressivement la confiance au fil du temps. Dans ce dernier scénario, la confiance est gagnée sur une période et mesurée par divers tests avant que les deux concubins puissent dire "Je te fais confiance" sans l'ombre d'un doute.

Repense aux moments de ta vie où ton/ta concubin(e) a essayé de t'amadouer pour que tu lui dises que tu as raconté un petit mensonge blanc. Pourquoi l'ont-ils soupçonné ? Parce qu'ils pouvaient voir que tu retenais quelque chose. Ils t'ont posé une question sur un sujet dont ils connaissaient déjà la réponse, juste pour voir ce que tu dirais. Appelons cela le test du mensonge blanc. Périodiquement, tu passeras ces tests pour vérifier si tu es honnête. Si tu réponds correctement, la vie est géniale. Si tu échoues, tu as donné la permission à ton/ta concubin(e), sans le savoir, de se méfier et de faire des tests supplémentaires, allant jusqu'à vérifier ton téléphone et tes emails. En gros, tu t'es planté. Essaie d'utiliser un meilleur jugement dans ta relation. Tu dois devenir un livre ouvert.

En disant tout à ton/ta concubin(e), tu deviens un livre ouvert. Si ton/ta concubin(e) se sent en insécurité pour une raison quelconque, et que tu n'as rien à cacher, être un livre ouvert est le moyen le plus rapide de ramener la confiance dans le concubinage. Autorise ton/ta concubin(e) à accéder à ton téléphone et à tes emails. Cela permettra à ton/ta concubin(e) d'avoir l'esprit tranquille. Cela réglera toutes les inquiétudes. Si tu fais cela, tu récupères ta liberté.

Une leçon que tu dois garder dans ta tête : C'est mal de faire quelque chose que tu ne ferais pas si ton/ta concubin(e) était dans la même pièce. En d'autres termes, si ton/ta concubin(e) était à côté de toi, enverrais-tu un SMS à cette autre personne ? Si la réponse est non, alors c'est mal, et tu as franchi une limite pour entrer dans la zone grise de la tromperie. Tu envoies des textes coquets à un collègue, tu donnes des informations privées à d'autres personnes ou tu corresponds avec un ex, et ton/ta concubin(e) n'en est pas conscient(e) ? Alors arrête. Tu ne fais que violer la confiance, et tu perdras ta liberté.

Parlons d'un autre type de confiance. Lorsque tu accomplis une tâche comme la plomberie, la rénovation ou le travail sur la voiture, comprends que ton/ta concubin(e) te regarde, et que tu gagnes des galons et instaures la confiance lorsque tu accomplis ces projets. Plus le projet est compliqué, plus tu gagneras des galons. D'un autre côté, si tu ne termines pas le projet ou si tu fais un travail bâclé, devine quoi ? Pas de galons, et tu perds la confiance de ton/ta concubin(e) malgré la réalisation de la tâche. Ton/ta concubin(e) va même t'interpeller en utilisant des mots comme "Je ne peux pas te faire confiance" ou en suggérant : "Pourquoi n'engages-tu pas quelqu'un d'autre pour faire le travail ?" Plus longtemps un travail reste inachevé, plus ton/ta concubin(e) mettra en doute ta capacité à le faire. Ce qui est fou, c'est que la plupart des gens n'assimilent pas les problèmes de confiance aux projets inachevés. Lorsque tu dis que tu vas faire quelque chose, alors fais-le. Et surtout, termine-le. Deviens un perfectionniste. Travaille dur pour faire un excellent travail afin que ton/ta concubin(e) puisse te faire confiance.

BOUTON DE RÉINITIALISATION

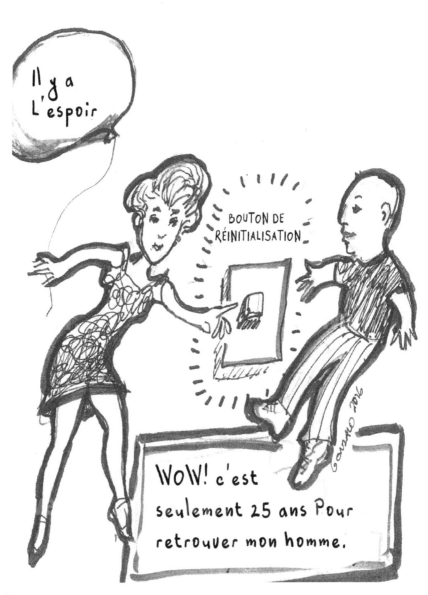

RELATION PARTIE 3 : REMONTRE UNE INITIATIVE POUR RÉTABLIR TA RELATION

OUTILS QUOTIDIENS POUR L'ÉQUILIBRE RELATIONNEL

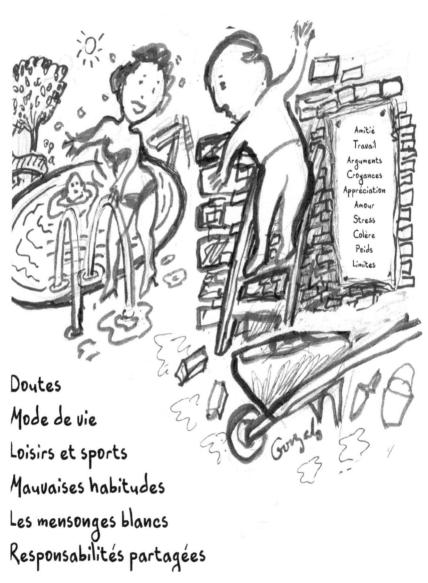

Amitié
Travail
Arguments
Croyances
Appréciation
Amour
Stress
Colère
Poids
Limites

Gonzalo

Doutes

Mode de vie

Loisirs et sports

Mauvaises habitudes

Les mensonges blancs

Responsabilités partagées

Chapitre 7 :
Outils Quotidiens pour L'équilibre Relationnel

Tu as déjà entendu la célèbre citation d'Albert Einstein : " La folie, c'est se comporter de la même manière et s'attendre à un résultat différent". Tu n'es pas folle/fou, alors c'est le moment de changer les choses que tu fais pour obtenir un résultat différent - meilleur - pour ta relation.

Maintenant que tu es arrivée jusqu'ici, commençons le processus de réinitialisation. Mais avant de nous plonger dans les outils, accorde-toi une pause pendant un instant. Va courir, médite... fais ce dont tu as besoin pour évacuer tout stress, toute pensée négative à l'égard de ton/ta concubin(e) ou tout simplement ta colère. Accorde-toi une pause, pour pouvoir revenir à ces outils rafraîchie et avec une perspective positive.

C'est la partie que tu attendais : les outils pour régler le problème. Il devrait maintenant être assez simple de savoir par où commencer pour pouvoir fixer les quatre éléments fondamentaux de ta relation. Ce chapitre te donnera quelques exemples de problèmes quotidiens, une liste de questions à examiner avec ton/ta concubin(e), ainsi que les outils pour une amélioration pratique.

Ce chapitre aborde les questions de haut niveau. Pour plus d'exemples, d'outils et de conseils, va sur la page www.tuasraisonjaitort.fr

Les questions sont l'occasion d'obtenir ce moment "ah-ha". Tu seras peut-être surprise (et fascinée) par tes réponses et celles de ton/ta concubin(e). N'oublie pas que les questions sont un test de réalité pour en savoir plus sur l'autre, et non pour le juger. Que tu trouves tes réponses et celles de ton/ta concubin(e) bonnes, mauvaises ou indifférentes - et que tu sois d'accord ou non - les questions vous aident tous les deux à partir sur le même terrain de jeu. L'objectif est de réparer ou de mieux entretenir ton pont.

Si tu commences à te sentir blessée et à en vouloir aux commentaires de ton/ta concubin(e), prends du recul et revois-les plus tard. Le fait est que lorsque certains problèmes quotidiens sont abordés, ils pourraient faire remonter du ressentiment et des douleurs du passé. Cela fait partie du processus de réparation. Tu dois reconnaître et réparer le passé pour pouvoir passer à un meilleur concubinage à l'avenir. Attaquez-vous à ces problèmes un par un jusqu'à ce qu'ils soient tous réglés.

C'est parti !

AMIS

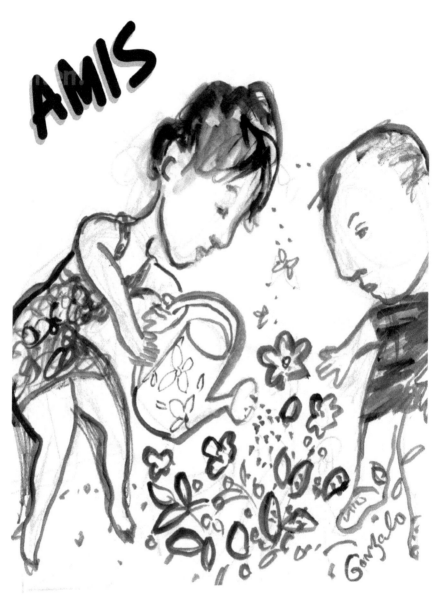

Soissur la même longueur d'onde Un/une concubin(e) aime tes amis Lorsqu'ils/elles

respectent ton espace. Les amis peuvent aussi être dans le besoin, exigeants,

Déraisonnables et égoïstes, ce qui fait que Ton/ta concubin(e) ne les apprécie pas.

Équilibrage des Amitiés

**Vous ne pouvez pas écrire une histoire ensemble
si vous n'êtes pas sur la même page.**

L'amitié allume la partie du cerveau qui te fait te sentir bien. Les amis t'aident à gérer le stress et à faire de meilleurs choix de vie. Les amis te gardent sous contrôle. Ils te gardent les pieds sur terre et te remontent le moral.

Ton/ta concubin(e) aime tes amis lorsqu'ils respectent ton espace, sont raisonnables et amusants, et permettent à ton/ta concubin(e) de les accepter facilement. Les amis peuvent aussi être dans le besoin, exigeants, déraisonnables et égoïstes, ce qui fait que ton/ta concubin(e) ne les aime pas. Espérons que tu n'as pas le genre d'amis qui appellent à des heures indues et attendent de toi que tu laisses tomber tout ce que tu fais pour leur parler.

Si tu ne fais pas attention, les amis ont la capacité la plus importante de détruire une relation. Pourquoi ? À cause du lien et de la confiance qui ont été construits au fil des ans. Les amis peuvent amener ton/ta concubin(e) à remettre en question ton jugement sur des décisions difficiles. Suivre l'avis d'un ami plutôt que celui de ton/ta concubin(e), c'est chercher les ennuis.

De même, fais attention à la quantité de linge sale que tu partages avec tes amis. Il est naturel d'aller demander conseil à ses amis. Mais trop d'amis et trop de voix peuvent être dangereux pour ton/ta concubin(e), surtout autour de questions qui devraient rester privées.

Alors, dois-tu rivaliser avec tes meilleures amies ? Tu ne le fais pas. Tu acceptes et tu t'assures d'être sur la même longueur d'onde que ton/ta concubin(e) sur la façon dont les amis doivent coexister. Mais parfois, les amitiés se déséquilibrent ou dépassent les limites. Si cela se produit, il est normal de l'admettre avec ton/ta concubin(e) et de dire : "Tu as raison, j'ai tort".

Questions pour Toi et Ton/Ta concubin(e) :

Est-ce que tu aimes mes amis ?

Faisons-nous des compromis sur le temps que nous passons chacun avec nos amis au téléphone ou en personne ?

Avons-nous mis en place des limites sur la quantité d'informations que nous partageons avec nos amis sur notre relation ?

Nos amis repoussent-ils parfois nos limites ? Nous font-ils faire des choses que nous regrettons ?

Certains de nos amis sont-ils trop dans le besoin ?

Nos amis s'impliquent-ils trop dans notre vie personnelle ?

Nos amis arrivent-ils à l'improviste ? Est-ce qu'il t'arrive de souhaiter qu'ils ne le fassent pas, mais tu n'as rien dit ou tu as trouvé des excuses ?

Nos amis profitent-ils de nous, individuellement ou en couple ?

Est-ce qu'il nous arrive de dire non à nos amis ?

Penses-tu que nos amis nous donnent de mauvais conseils ?

Penses-tu que nos amis peuvent être méchants ou vindicatifs ?

Penses-tu que nous sommes capables de laisser partir les amis qui ne sont pas bons pour notre relation ? Penses-tu que nous donnons la priorité à notre engagement l'un envers l'autre plutôt qu'à notre engagement envers nos amitiés ?

OUTIL POUR L'ÉQUILIBRAGE DES AMITIÉS : MÊME PAGE

Quand il s'agit d'amis, le vrai problème est qu'un/une concubin(e) peut avoir l'impression d'être toujours en compétition avec tes amis, que ce soit en temps ou en attention. Cela peut créer du ressentiment au sein du concubinage

La deuxième chose qui se produit est que ton/ta concubin(e) n'aime pas ou n'accepte pas tes amis. Les amis de longue date peuvent aussi avoir l'impression d'être en concurrence avec ton/ta concubin(e). Cela peut signifier que ton/ta concubin(e) veut que tu élimines ton/ta meilleur(e) ami(e), ou que ton/ta ami(e) veut que tu quittes la relation s'il/elle se sent menacé(e). Cela apporte du drame dans ta relation.

L'outil de la Même Page est un moyen d'exposer les problèmes de ton ami(e) avec ton/ta concubin(e) et d'amener ton/ta concubin(e) à s'ouvrir sur tes amis. Ton/ta concubin(e), après tout, devrait être ton/ta meilleur(e) ami(e). Une fois que tu as compris les vrais problèmes, c'est à toi de les éliminer.

MESURE DE SUIVI
COMMUNIQUER
COMMENT LES AMIS S'INTÈGRENT.

Il est temps de redéfinir les amitiés. Les deux parties doivent être claires et reconnaître la place des amis dans le concubinage, le temps qu'il faut passer avec les amis et le degré d'implication de chacun. Il est également important de communiquer l'importance de l'amitié et de l'ami. Si c'est un ami que tu veux et dont tu as besoin, ton/ta concubin(e) et toi pouvez chercher un compromis et être sur la même longueur d'onde en ce qui concerne les règles.

Se mettre sur la même longueur d'onde, c'est aussi communiquer lorsque tu sens que ton/ta concubin(e) a dépassé les bornes et est allé(e) trop loin avec un/une de tes ami(e)s. Ne dis rien jusqu'à ce que vous soyez tous les deux seuls. En privé, discutez de la raison pour laquelle cela s'est produit et convenez de la manière de faire en sorte que cela ne se reproduise plus jamais. Fixer des règles avec les amis est une partie essentielle de l'outil Même Page. Fixer des règles est essentiel lorsque ton/ta concubin(e) pense que tes amis sont trop souvent chez toi, ou que tu bois trop en leur présence, ou que tu rentres toujours tard à la maison lorsque tu es sorti avec tes amis, ou que tu sembles toujours dépenser beaucoup d'argent, ou que ta personnalité change pour le pire.

Il est nécessaire de fixer des règles si tes amis ont l'habitude de penser qu'ils peuvent débarquer à tout moment ou que leur opinion compte lorsqu'il s'agit de ton/ta concubin(e). Lorsque des amis franchissent une limite, sont-ils vraiment des amis avec lesquels tu dois t'associer ? Comprends que c'est ton travail, et non celui de ton/ta concubin(e), de garder tes amis sous contrôle. En d'autres termes, c'est à toi de devenir le méchant, pas à ton/ta concubin(e).

Si tes amis insultent ton/ta concubin(e) ou n'ont aucun respect pour lui, il faut y mettre fin. Comprends que les amis n'ont pas vraiment leur mot à dire dans ta relation. Ce n'est pas à eux de faire des commentaires ou de porter un jugement. Il n'y a qu'une seule solution. Tu dois défendre ton/ta concubin(e) et faire savoir à tes amis que cela ne doit plus se reproduire, sinon l'amitié est terminée. Lorsqu'ils manquent de respect à ton/ta concubin(e), ils te manquent de respect.

Lorsque ton emploi du temps et ta vie sont surchargés et que ton/ta concubin(e) a passé peu de temps avec toi, comment veux-tu qu'il veuille que tu passes du temps avec tes amis alors qu'il/elle a été négligé(e) ? Ce n'est pas grave d'annuler ta partie de bowling hebdomadaire quand ta bande passante est faible. Les vrais amis comprendront. Considère que les amis ont un temps imparti. Sois juste et souviens-toi que ton/ta Concubin(e) passe Avant Tout.

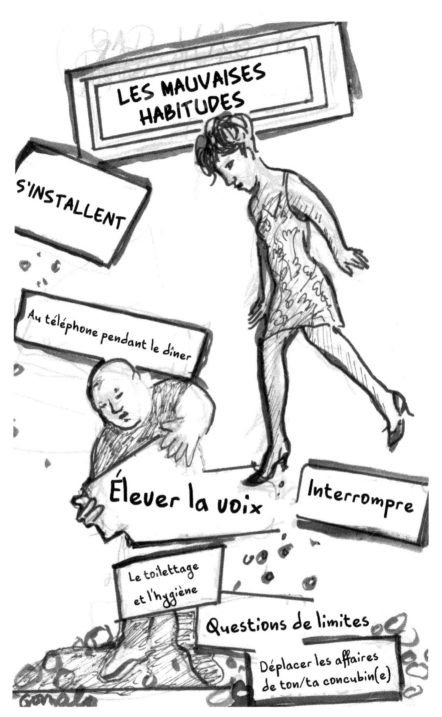

Gestion des Habitudes

**Les habitudes sont comme un lit confortable-
facile d'y entrer mais difficile d'en sortir.**

Définissons deux types de mauvaises habitudes : l'action et l'attitude. Tout le monde a de mauvaises habitudes, et les concubin(e)s en supportent beaucoup. C'est lors de ces journées surchargées que les mauvaises habitudes peuvent vraiment énerver ton/ta concubin(e).

Les mauvaises habitudes d'action sont des habitudes que nous connaissons tous et dont nous avons été coupables à un moment ou à un autre. Tu sais ce que c'est : une toilette et une hygiène médiocres, manger la bouche ouverte ou un comportement irréfléchi comme laisser la vaisselle empilée dans l'évier, déplacer les affaires de ton/ta concubin(e) sans le/la prévenir ou laisser le siège des toilettes relevé. Interrompre ton/ta concubin(e) dans une conversation ou dire non aux choses que ton/ta concubin(e) veut faire peuvent aussi être de mauvaises habitudes. Ce ne sont que quelques exemples de choses qui peuvent faire exploser la tête de ton/ta concubin(e).

Un autre type de Mauvaise Habitude d'Action est d'être au téléphone pendant de longues périodes ou pire, de manger en parlant au téléphone, de rester accroché aux médias sociaux, de regarder trop la télévision ou de jouer à des jeux vidéo lorsque ton/ta concubin(e) a besoin de ton attention.

Les Mauvaises Habitudes d'Attitude comprennent le fait de ne pas participer aux tâches ménagères, de trouver des excuses pour expliquer pourquoi le sexe a diminué ou est inexistant, ou de penser que tu as toujours raison. Ce sont les petites choses comme ignorer la voix ou l'opinion de ton/ta concubin(e) ou rester silencieux pendant le petit-déjeuner ou le dîner plutôt que de s'engager avec ton/ta concubin(e). Avec le temps, ces petites irritations quotidiennes peuvent s'accumuler et devenir un énorme problème.

Maintenant, quand as-tu commencé à croire que ces mauvaises habitudes étaient acceptables ? Comprends la nature humaine : Si cette chose que tu fais dérangeait ton/ta concubin(e) au début, je te promets qu'elle le/la dérange encore maintenant ; c'est peut-être simplement que tu n'en entends plus parler. Si les mauvaises habitudes sont devenues incontrôlables, il est normal de les admettre et de dire : "Tu as raison, j'ai tort".

Questions pour Toi et Ton/Ta concubin(e) :

Avons-nous des problèmes d'hygiène ? Nous arrive-t-il de rendre la vie des autres moins agréables en ayant mauvaises haleines, en ayant les cheveux au mauvais endroit, en ne prenant pas de bain régulièrement, en dégageant des odeurs désagréables ou en portant des vêtements sales ?

Sommes-nous attentifs les uns aux autres ? Y a-t-il des choses que nous faisons ou ne faisons pas qui seraient faciles à régler ? Exemples : laisser le siège des toilettes relevé, laisser le capuchon du dentifrice enlevé, utiliser un objet et ne pas le remplacer lorsqu'il est épuisé, s'interrompre mutuellement, laisser des tas dans la maison.

Y a-t-il une habitude que tu m'as demandé de changer et que je n'ai pas abordée ? Exemples : se plaindre trop, être négatif, ne pas participer aux tâches ménagères ou ne pas s'occuper des problèmes à la maison, trop parler du travail, penser que mon travail est plus important que le tien, éviter de rencontrer des amis ou de la famille.

Avons-nous de mauvaises habitudes en termes d'attitude que nous devons changer ? Exemples : procrastiner, arriver trop souvent en retard, ne pas prêter attention lorsque tu me demandes de changer une habitude.

Avons-nous essayé de changer les mauvaises habitudes que nous connaissons et qui nous gênent mutuellement ? Si nous n'avons pas réussi à changer, comment pouvons-nous faire mieux ?

As-tu conservé une mauvaise habitude qui me dérange parce que pour toi, ce n'est pas un problème ?

Si tu me demandes d'arrêter de faire quelque chose, est-ce que je peux arrêter ?

OUTIL DE GESTION DES HABITUDES : VIENS VOIR

Commence par faire une liste des mauvaises habitudes que tu veux changer. En réalité, si tu fais quelque chose qui dérange ton/ta concubin(e), pourquoi n'essaierais-tu pas de faire mieux ? Les mauvaises habitudes demandent des efforts pour être changées, et cela peut même sembler difficile, mais ce n'est pas impossible. L'outil de Viens voir dit : "Tu es intelligent(e). Trouve la solution. Tu sais ce qui dérange ton/ta concubin(e). Maintenant, fais l'effort de le changer."

MESURE DE SUIVI
COMPROMIS
LAISSE-TOI ALLER. UTILISE LA RÈGLE DES 21 JOURS ET COMMENCE À ÉLIMINER LES MAUVAISES HABITUDES QUI RENDENT TON/TA CONCUBIN(E) FOU(E).

Utilisons la règle des 21 jours pour éliminer tes mauvaises habitudes. C'est cette vieille règle qui dit que si tu appliques un nouveau comportement pendant 21 jours, il devient la norme. Écris des rappels. Mets des autocollants sur un miroir ou un avis de calendrier pour te rappeler de rester en contrôle. Trouve des moyens pratiques pour éliminer la tentation de ton chemin. Si tu passes trop de temps sur ton téléphone, mets-le dans un tiroir pendant le dîner - loin des yeux, loin du cœur. Réfléchis à tes progrès chaque jour pendant 21 jours et ajuste ce qui ne fonctionne pas encore. Après 21 jours d'efforts, cela devrait devenir la norme si tu es fidèle à l'exercice.

Comprends que lorsque tu es occupée ou fatiguée, tes mauvaises habitudes reviendront en force. Lorsque cela se produit, arrête-les et recommence. L'objectif ici est d'éliminer autant de mauvaises habitudes que possible. Sache qu'avec une concentration constante, au fil du temps, elles disparaîtront tout simplement.

Le système de récompense est un excellent support pour éliminer les mauvaises habitudes. Le système de récompense le plus simple est celui auquel ton/ta concubin(e) adhère. Ton/ta concubin(e) peut te récompenser de nombreuses façons, par exemple en te laissant libre de jouer au golf tout le week-end avec des copains, en te laissant jouer à des jeux vidéo pendant des heures ou en te permettant de partir en voyage avec des amis. Les récompenses doivent être discutées, acceptées et respectées.

Les habitudes basées sur une attitude comme la procrastination, le fait d'être toujours en retard, le fait de ne pas participer aux activités de la maison ou aux événements familiaux sont injustes pour ton/ta concubin(e). Tu peux utiliser l'outil de la Même Page ici. Essaie de comprendre pourquoi tu fais ce que tu fais. Est-ce purement égoïste, et tu n'as pas le temps de t'en occuper ? Ce n'est tout simplement pas juste et cela créera une relation déséquilibrée. Comment peux-tu avoir un/une concubin(e) heureux/euse qui te respecte si tu ne te soucies pas de ce qu'il/elle ressent ? Tu créeras un/une concubin(e) silencieux/euse avec du ressentiment, de la frustration et du stress accumulés.

En fin de compte, tu veux remplacer tes mauvaises habitudes par de bonnes. Tu as fait une liste des mauvaises habitudes que tu veux changer. Maintenant, faisons une liste des bonnes habitudes que tu veux prendre à la place. Fais part à ton/ta concubin(e) des bonnes habitudes que tu veux mettre en place, comme parler plus souvent, discuter plus souvent de plans ensemble ou baisser le siège des toilettes. Lorsque tu fais ce que tu as dit que tu ferais, ton/ta concubin(e) te le fait savoir pour que tu puisses être conscient (et te montre qu'il/elle est attentif(ve)). Au fil du temps, tu constateras que tes pires habitudes ont été écartées par les intentions positives de tes bonnes habitudes.

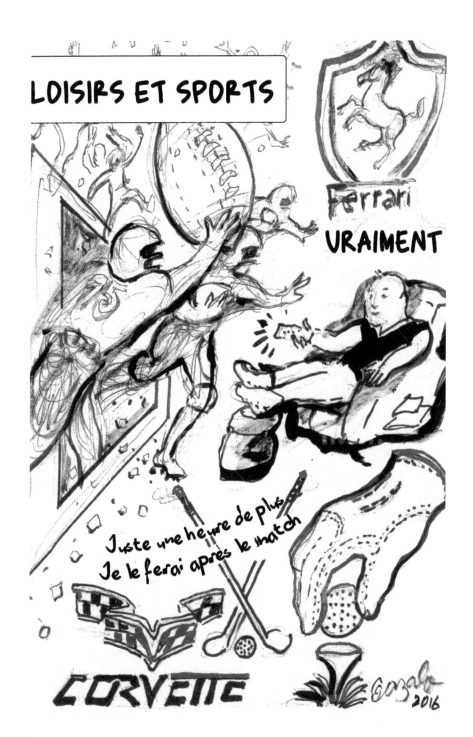

Vérification des Loisirs et des Sports

**Nous interrompons cette relation
pour te présenter la saison de football.**

Les loisirs et les sports sont une excellente évasion mentale et une partie nécessaire de la vie. Mais les loisirs et les sports peuvent te rendre MIA (disparu) si tu t'emportes trop. Ces activités peuvent devenir incontrôlables, et c'est injuste pour ton/ta concubin(e). Si tu passes trop de temps à ces activités et pas assez de temps avec ton partenaire, il peut avoir l'impression d'être en compétition avec une autre partie de ta vie. Qui veut jouer à ce jeu? Personne.

Alors, quand il s'agit de loisirs et de sports, trouves-tu un équilibre ? Si chaque moment de ton temps libre est consacré à penser à tes sports ou à tes loisirs, c'est un déséquilibre. Ce qui est encore pire, c'est quand tu peux te souvenir de tout ce qui concerne les stats, les salaires et les dates des joueurs, mais que tu oublies ton anniversaire ou les dates de naissance de tes enfants ou, pire, de ton/ta concubin(e). C'est définitivement déséquilibré et cela arrive plus souvent que tu ne le penses.

Si ton humeur est basée sur le score final, alors le sport peut ruiner ta relation, surtout si tu es plus émotive envers un match qu'envers ton/ta concubin(e). Vraiment.

Alors, qui fait toutes les courses, s'occupe de la famille et fait la lessive pendant que tu réfléchis à ton prochain coup critique de fantasy football ? Oh, ton/ta concubin(e) ! Vraiment ? Où sont l'équilibre et le compromis dans ce concubinage ?

Les hobbies et les sports dépassent les frontières. Si cela se produit, il est normal de l'admettre et de dire : "Tu as raison, j'ai tort".

Questions pour Toi et Ton/Ta concubin(e) :

Est-ce que nous équilibrons notre relation avec l'attention que nous portons à nos loisirs ou aux sports ?

Nous arrive-t-il de nous négliger mutuellement parce que les loisirs ou les sports nous prennent trop de temps ou d'énergie ?

Est-ce que nous renonçons parfois aux tâches ménagères à cause de nos loisirs ou de nos sports ?

Est-ce que nous nous laissons l'un l'autre décompresser de façon saine avec nos loisirs et nos sports ?

Nous arrive-t-il de mentir sur le temps que nous consacrons aux loisirs et aux sports ?

Est-ce que nous passons plus de temps libre avec des loisirs et des sports que l'autre ne le sait ?

Nous arrive-t-il d'utiliser des loisirs ou des sports pour nous déconnecter ou nous échapper de notre relation ?

Nous arrive-t-il de forcer l'autre à annuler des événements sportifs ou de loisirs ? Cela nous met-il en colère l'un contre l'autre ?

Est-ce que nous attendons nos loisirs ou nos sports avec plus d'impatience que de passer du temps l'un avec l'autre ?

Est-ce que nous laissons nos intérêts sportifs dicter notre humeur ? Sommes-nous heureux lorsque nos équipes gagnent mais déprimés lorsqu'elles perdent ?

Est-ce que nous passons nos week-ends à regarder du sport au lieu de passer du temps les uns avec les autres ?

Nous arrive-t-il de sauter des obligations familiales en faveur d'un événement sportif ?

OUTIL DE VÉRIFICATION DES LOISIRS ET DES SPORTS : VRAIMENT

L'outil Vraiment n'est que cela. Si tu as vraiment besoin de regarder le match, tu dois d'abord t'acquitter de tes responsabilités engagées. Si tu as vraiment besoin de faire deux parties de golf un samedi matin, finis au moins un élément de la liste des choses à faire, puis demande à ton/ta concubin€ le laissez-passer. Lève-toi très tôt et accomplis la tâche, et la liberté sera à toi. L'outil Vraiment est une question de multitâches, de gestion du temps et de récompense ; c'est du donnant-donnant.

Être capable d'établir des priorités et de trouver un compromis avec ton/ta concubin€ est un élément crucial d'une relation réussie. Si tu considères ton loisir et le sport comme une partie importante de ta vie, il est essentiel de veiller à ce que les besoins de ton/ta concubin€ soient satisfaits en premier. Si les problèmes de la liste de choses à faire passent au second plan par rapport à un match, alors lance l'outil Vraiment.

Une excellente façon de commencer est de demander à ton/ta concubin(e) ce qui est essentiel. Lorsque tu as dressé cette liste avec ton/ta concubin(e), demande à nouveau s'il y a autre chose. Il se souviendra de toutes ces petites choses la deuxième fois que tu le lui demanderas. L'objectif est d'obtenir toutes les idées de ton/ta concubin(e) sur ce qui doit être fait.

La gestion du temps et la planification à l'avance sont tes amis ici. Organise et planifie toutes les tâches à faire de ton/ta concubin(e), en pensant à tous les outils et matériaux dont tu as besoin pour terminer le projet. Lorsque tu vas à la quincaillerie, tu obtiens tout ce dont tu as besoin et tu gagnes du temps.

MESURE DE SUIVI
POSE LA QUESTION
PEUX-TU ACCEPTER, JUSTE POUR UNE NUIT, DE TE METTRE AU TRAVAIL PENDANT QUELQUES HEURES ET DE TRAVAILLER SUR LA LISTE DE CHOSES À FAIRE POUR TON/TA CHÉRI(E).

Le plus important, c'est de terminer les projets que tu commences. Ce n'est pas grave si tu veux être multitâche et commencer plusieurs projets en même temps parce que c'est logique, mais ils doivent tous être terminés avant que tu n'ajoutes une nouvelle tâche. Quand tu as terminé, demande à ton/ta concubin(e) de revoir ton travail et d'avoir son avis. Cela renforce la confiance et permet à ton/ta concubin(e) de se sentir connecté(e). Bizarrement, cela renforce aussi votre amour. Ne sous-estime pas l'impact sur ton/ta concubin(e) lorsque tu changes cette vieille poignée de porte ou que tu peins ce mur de garage. D'après mon expérience, lorsque tu fais d'abord les choses les plus faciles, cela donne de l'énergie pour compléter la liste.

Voici une autre partie de l'outil Vraiment. Pour deux heures que tu passes sur des listes de choses à faire, demande une heure de jeu. L'outil Vraiment est un outil de gestion du temps. Considère-le aussi comme une récompense.

Disons qu'il y a 40 articles sur la liste. Voici ce que je fais. J'écris la liste et je m'attaque à dix éléments faciles qui prennent moins de 30 minutes chacun à réaliser. Ensuite, pour ce week-end, inscris un emploi du temps à côté de chaque élément. Disons que tu commences à 8 heures du matin, et contre chaque élément, mets l'heure à laquelle tu penses le terminer. Lorsque tu arrives à l'heure à laquelle tu as dit que tu allais avoir terminé et que tu es en retard, n'abandonne pas. Termine les dix articles. Pour les dix points suivants, essaie d'améliorer ton planning jusqu'à ce que tu le maîtrises.

Chaque fois que tu remplis les dix éléments, demande à ton/ta concubin(e) de les relire. Ils trouveront des problèmes, mais ce n'est pas grave. Parfois, en prenant du recul, tu te rendras compte qu'ils ont raison. Ne discute pas. Refais-le simplement, car si ce n'est pas bien fait, ce n'est pas considéré comme fait.

Lorsque tu auras terminé l'ensemble des 40 éléments, cela prendra peut-être un mois, mais je te promets que tu verras une différence dans l'attitude de ton/ta concubin(e) pour te faire jouer.

Alors, commençons, et laisse-moi t'aider à devenir un maître de ton domaine. À la fin, tu auras gagné de l'amour, de l'amitié, de la confiance et - le plus important - ton/ta concubin(e) ressentira une vraie relation.

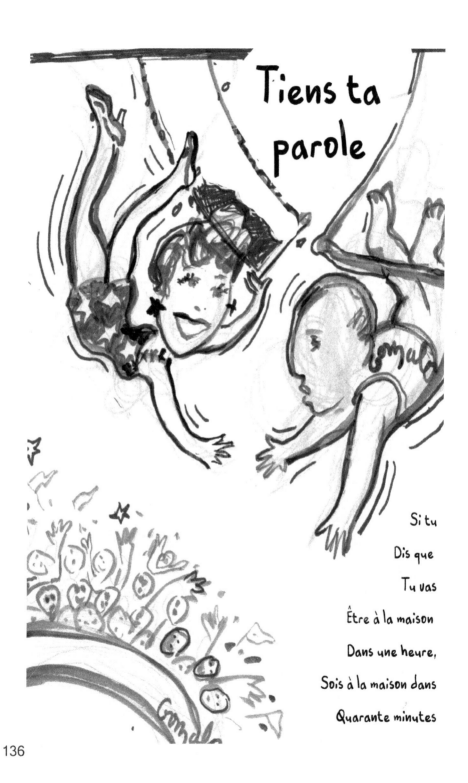

Tiens ta
parole

Si tu
Dis que
Tu vas
Être à la maison
Dans une heure,
Sois à la maison dans
Quarante minutes

Équilibrage du Travail

Tu ne dois pas chercher le bonheur en travaillant seule.
Car le travail sans concubin(e), c'est la solitude.

Es-tu un bourreau de travail ou as-tu une vie professionnelle équilibrée ? Si tu es un bourreau de travail qui passe 80 heures par semaine au bureau ou que tu rentres à la maison en voulant te plaindre de ton patron ou de tes collègues agaçants, tu dois savoir que les choix de carrière affectent souvent ton concubinage, voire le ruinent. Il est naturel de rentrer à la maison et de s'épancher sur le travail, ce qui signifie que tu parles du bon comme du mauvais. Ce sont les plaintes constantes sur le mauvais qui peuvent épuiser ton/ta concubin(e) au fil du temps.

Crois-tu qu'il est acceptable de faire passer les priorités professionnelles avant ta relation ? Si tu te surprends à renoncer à des activités que tu ferais normalement avec ton/ta concubin(e), comme aller voir un film, rendre visite à des amis ou simplement passer du temps ensemble, tu pourrais mettre une pression excessive sur ta relation.

Si tu restes plus tard au bureau, que tu y vas plus souvent le week-end ou que tu ramènes de plus en plus de travail à la maison, il y a de fortes chances que ta relation soit tendue. Si tu as du mal à compartimenter le travail et la vie personnelle, tu te lanceras probablement dans des discussions sur les gens et les projets sans même t'en rendre compte. Si tu n'as littéralement rien à dire à ton/ta concubin(e) à part le travail, il y a un problème.

Si ton/ta concubin(e) n'apprécie pas ton travail et veut que tu démissionnes, cela pourrait se manifester dans d'autres domaines, et ton/ta concubin(e) pourrait devenir moins patient(e) ou plus irritable. Si tu ramènes le stress du travail à la maison, tu peux le faire subir à ton/ta concubin(e) dans des domaines sans rapport. Le fait de se disputer soudainement avec ton/ta concubin(e) à propos de choses pour lesquelles tu ne te disputais jamais auparavant n'est probablement pas une coïncidence.

Le travail va dépasser les limites. Si tu laisses cela se produire, il est normal de l'assumer et de dire : "Tu as raison, j'ai tort".

Questions pour Toi et Ton/Ta concubin(e) :

Sommes-nous d'accord avec la quantité de temps et d'attention que nous consacrons à notre travail ?

Est-ce qu'il nous arrive de négliger les tâches ménagères ou les responsabilités à cause de notre travail à l'extérieur de la maison ?

Le travail contrôle-t-il ou met-il trop de pression sur notre relation ?

Avons-nous une vie équilibrée en ce qui concerne le travail et le temps passé en famille ?

Fixons-nous des limites justes lorsque nous devons ramener du travail à la maison ?

Parlons-nous trop de notre travail lorsque nous sommes ensemble à la maison ?

Nous est-il arrivé de nous en vouloir de travailler le week-end ou trop tard le soir ?

Est-ce que nous stressons à propos du travail lorsque nous ne sommes pas au travail ? Ce stress prend-il le temps et l'énergie de notre partenariat ?

Nous arrive-t-il d'être obsédés par notre travail quand nous devrions profiter l'un de l'autre ou quand nous sommes en famille ou avec des amis ?

Nous arrive-t-il d'annuler des priorités personnelles à cause du travail ?

Nous arrive-t-il de nous cacher au travail au lieu de rentrer à la maison ?

Est-ce que nous restons occupés au travail au point de n'avoir que peu de temps pour la famille ou l'autre ?

OUTIL POUR ÉQUILIBRAGE DU TRAVAIL : TIENS TA PAROLE

Le travail fait obstacle à une vie équilibrée car, dans de nombreux cas, un emploi ou une carrière te donne le sentiment d'être utile. Il peut donner ce sentiment de but et d'accomplissement qui nourrit l'ego. Le dynamisme et les compétences nécessaires pour terrasser les dragons peuvent être très stimulants. Il est facile de se laisser emporter par l'élan. C'est alors que tu dis que tu seras à la maison dans une heure et que tu passes effectivement la porte trois heures plus tard.

L'outil de Tiens Ta Parole peut t'aider à maintenir l'équilibre dans la relation. Il reflète ton intégrité, le fait d'être engagé et digne de confiance, en montrant au quotidien que tu es quelqu'un sur qui ton/ta concubin(e) peut compter. Il s'agit de fixer des attentes réalistes avec ton/ta concubin(e) et de les réaliser.

MESURE DE SUIVI
FAIS LES BONS CHOIX
TOUTE CETTE SEMAINE, TRAVAILLE LORSQUE TU DIS QUE TU VAS FAIRE UNE ACTIVITÉ OU ÊTRE À LA MAISON À UNE CERTAINE HEURE. FAIS-LE.

Commence par la chose qui semble si simple et qui est pourtant si difficile : tenir ta parole sur l'heure à laquelle tu seras à la maison. C'est si facile. Imagine que chaque soir est un soir de Super Bowl et que tu dois rentrer à la maison à 18 heures pour ne rien manquer. Je te promets que tu seras à la maison à 17 h 30 par anticipation.

Si tu es le genre de personne qui perd la notion du temps, règle l'alarme sur ton calendrier de travail, ton smartphone ou ta montre. Si tu as encore du mal, demande à ton/ta concubin(e) de t'appeler pour te garder sur la bonne voie. Le plus important ici est de tenir ta parole.

Quand tu es à la maison, éteins ton téléphone. Si tu as des collègues de travail qui n'ont pas de limites, dis-leur de ne pas appeler après certaines heures, sauf en cas d'urgence. Si tu as du travail à terminer et que ton/ta concubin(e) veut passer du temps avec toi, réveille-toi tôt le lendemain matin et termine le travail.

C'est à toi d'équilibrer ta charge de travail. Certaines entreprises sont cycliques. Un travail peut avoir des périodes de crise qui peuvent avoir un impact sur ton/ta concubin(e) pendant une période. Si cela ressemble à ton travail, le mieux est d'en parler ouvertement avec ton/ta concubin(e). Lorsque la crise est terminée, fais en sorte que les choses reviennent à la normale. Assure-toi d'être sur la même longueur d'onde concernant les objectifs mutuels à long et à court terme. Si tes plans changent, partage-les. Mais à chaque instant, quelle que soit la situation, tiens ta parole.

Tenir parole signifie que tu rattrapes le temps perdu avec ton/ta concubin(e) d'une autre manière, peut-être en allant travailler plus tôt ou en restant tard un autre soir, à moins que tu n'aies des problèmes de gestion du temps au travail qui doivent aussi être réglés.

En prenant l'habitude d'appliquer l'outil de Tiens Ta Parole, tu seras obligée de changer ton état d'esprit de travail vers la construction d'une relation plus positive. N'oublie pas que ton/ta concubin(e) a aussi besoin de toi. Cela pourrait même te montrer des façons d'aborder le travail de manière moins stressante et plus productive. Je dis ça comme ça.

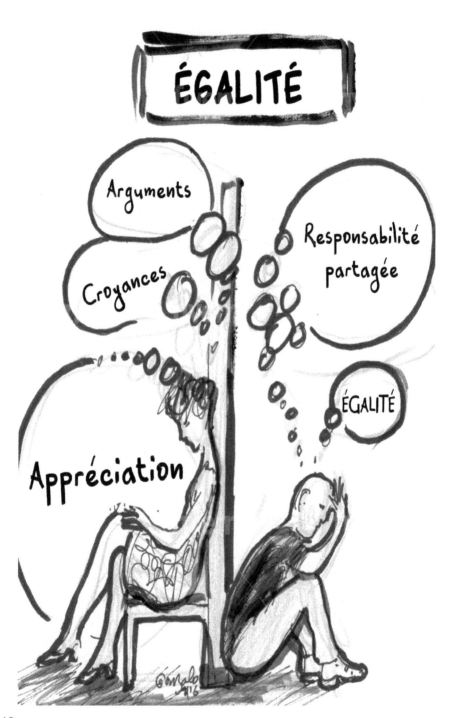

Chapitre 8 :
Outils Quotidiens pour L'Égalité des Relations

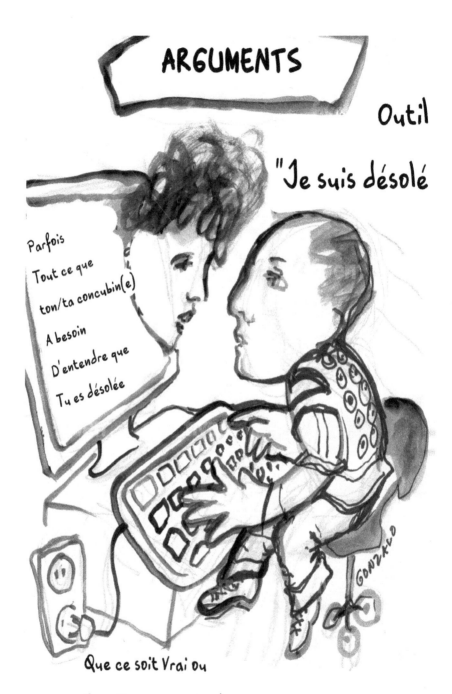

ARGUMENTS

Outil

"Je suis désolé

Parfois
Tout ce que
ton/ta concubin(e)
A besoin
D'entendre que
Tu es désolée

Que ce soit Vrai ou

Faux Excuse-toi simplement

Réduction des Arguments

Préfères-tu avoir raison ou préfères-tu être heureux ?

Et si, pour cette semaine, tu demandes l'avis de ton/ta concubin€ sur tout ce qui est important, que tu l'écoutes et que tu utilises son avis quand tu le peux ? Et si tu arrêtais tous les soirs de cette semaine et que tu laissais ton/ta concubin€ s'exprimer sans interruption ni jugement ? Et si tu faisais une Journée du Oui et que tu disais « oui » à tout ce que ton/ta concubin€ veut ? Si ton/ta concubin€ a tendance à invalider tes sentiments quand tu es contrarié€ ou quand vous vous disputez, c'est blessant. En plus de cela, cela ne permet pas d'avoir une relation très saine et constructive à long terme.

Dans une relation, les bagarres et les débats occasionnellement houleux sont normaux. Lorsque ces bagarres se transforment en véritables disputes, elles peuvent rapidement devenir incontrôlables. Il y a une grande différence entre laisser échapper quelque chose et être carrément malveillant. Il est malsain que tu te retrouves à te blâmer ou à te rabaisser mutuellement dans le feu d'une dispute.

Te disputes-tu parce que ton/ta concubin€ ne fait pas sa juste part ? Les corvées et les activités quotidiennes doivent être abordées et faire l'objet d'un engagement. Il n'y a aucune excuse pour reporter ces problèmes sur ton/ta concubin€.

Vous disputez-vous constamment sur des questions financières ? Peut-être qu'un/une concubin€ est dépensier et que l'autre est plus frugal. C'est encore pire si tes fonds sont faibles. Les problèmes liés à l'argent sont souvent cités comme la principale raison de la séparation. Se disputer à propos de l'argent signifie que tu n'es pas sur la même longueur d'onde avec ton/ta concubin€.

Les problèmes d'amis et de famille créent plus de disputes que tu ne le penses. Ce domaine recoupe tellement d'éléments émotionnels, et il affecte les gens différemment. Alors quand un/une concubin€ n'aime pas ses amis ou sa famille ou pense qu'ils s'impliquent trop dans ta vie, c'est un problème.

Cela peut prendre beaucoup de temps pour surmonter les problèmes de jalousie. Se battre pour ces questions peut causer de gros problèmes et peut dépasser les limites. Si cela se produit, il est normal de l'admettre et de dire : « Tu as raison, j'ai tort ».

Questions pour Toi et Ton/Ta concubin(e) :

Est-ce que nous nous disputons beaucoup trop ?

Est-ce que l'un de nous domine généralement l'argument ?

Est-ce que nous finissons généralement par nous disputer après que l'un de nous a pris une décision ?

Nous sentons-nous moins connectés que nous le souhaiterions avant ou après une dispute ?

Est-ce que nous nous disputons sur des questions stupides ?

Nous disputons-nous parce que l'un de nous n'est pas à la maison aussi souvent que l'autre le voudrait ?

Nous disputons-nous parce que l'un de nous aide moins que l'autre ?

Nous disputons-nous parce que nous dépensons trop d'argent ou que nous dépensons pour des choses sur lesquelles nous ne sommes pas d'accord ?

Nous disputons-nous parce que notre relation est trop peu romantique ?

Nous disputons-nous pour que nos besoins soient satisfaits ?

Nous disputons-nous à propos des mauvaises habitudes de l'autre ?

Est-ce que nous nous disputons à propos de problèmes avec la famille ou les amis ?

Est-ce que vous vous disputez sur le temps que vous passez à votre travail

OUTIL POUR RÉDUIRE LES DISPUTES :
JE SUIS DÉSOLÉ

Dire "Je suis désolé" aide beaucoup à guérir la déconnexion et la blessure qui accompagnent les disputes. La clé pour le dire est de se rappeler que tu ne t'excuses pas d'avoir eu tort. Tu t'excuses parce que tu n'es pas sur la même longueur d'onde.

Sais-tu qu'il y a quelque chose de plus important que de pouvoir rentrer à la maison avec un/une concubin(e) qui veut que tu sois là ? Devine quoi : si tu te disputes trop, peut-être que ton/ta concubin(e) ne veut pas de toi autant que tu le penses. Alors pose-toi cette question : Est-ce que je me dispute trop ?

Est-ce que tu sembles avoir toutes les réponses et croire que tu as toujours raison ? Si c'est le cas, comprends que cela signifie que tu penses aussi que ton/ta concubin(e) a toujours tort. Tout cela ne fait que donner à ton/ta concubin(e) une raison de se déconnecter. Essaie de repenser à des situations où tu pensais avoir raison, pour découvrir que le choix de ton/ta concubin(e) était meilleur. J'ai acquis une compétence pour m'arrêter et respirer avant d'insister à ma façon. Dans de très nombreux cas, la décision de mon/ma concubin(e) était la bonne.

MESURE DE SUIVI
POSE LA QUESTION
AS-TU VRAIMENT BESOIN D'AVOIR RAISON ? VRAIMENT ?

C'est une compétence de comprendre qu'il peut y avoir plus d'une façon d'aborder une tâche difficile. Dans le doute, je me rappelle de demander : "Préfères-tu avoir raison ou préfères-tu être heureux ? N'oublie pas de dire "Je suis Désolé" lorsque tu vas trop loin. C'est un outil facile et qui peut faire des merveilles.

Répondre à la colère par la colère fait monter la tension et rend difficile la résolution de tout problème. Cela ne fait qu'empirer la situation. Donc, n'exagère pas une conversation en te disputant. Si la situation s'envenime la prochaine fois, fais savoir à ton/ta concubin(e) que tu as besoin de temps pour te calmer et poursuivre une conversation rationnelle. Il s'agit d'apprendre à garder le contrôle.

Le pire, c'est de se disputer avec ton/ta concubin(e) en public. Cela peut être humiliant pour n'importe quelle personne et c'est tout simplement mal. N'élève jamais la voix sur ton/ta concubin(e) en public. Accepte de gérer tout ce qui est négatif en privé. Explique-le clairement à ton/ta concubin(e) et respecte-le/la. Tu peux aussi convenir d'utiliser le contact visuel ou le langage corporel pour signaler qu'il y a un problème. Cela permet de garder les choses sous contrôle et d'ouvrir une discussion plus tard en privé.

Comprends que lorsqu'il s'agit de se disputer, tu dois choisir tes batailles. Les concubinages réussis abordent les problèmes en partant du principe qu'il faut faire des concessions sur les sujets importants.

Au milieu d'une dispute, il peut être facile de retomber dans le même argument. Dire des choses comme "tu as toujours" ou "jamais" ne fait qu'aggraver une dispute. Prends du recul et considère l'argument du point de vue de ton/ta concubin(e). Si ton/ta concubin(e) est très attaché(e) à une question et que tu peux vraiment aller dans un sens ou dans l'autre mais que la fierté s'en mêle, laisse tomber et cède. Tu dormiras mieux.

Avoir de la fierté peut être génial, mais la fierté tue aussi les relations. Il crée un fossé entre toi et ton/ta concubin(e) qui détruit l'intimité, érode la confiance et empêche la paix avec ton/ta concubin(e). Je suis stupéfait de voir comment notre cerveau peut faire en sorte que des choses incroyables semblent réelles au point de le devenir. Par exemple, quand je dis à mes copains que lorsque je rentre à la maison, j'essaie toujours de mettre métaphoriquement mes cojones dans le placard, ils disent : "Pas possible, ça n'arrive pas". Ce que cela signifie, c'est que je laisse mon ego dans la rue, afin qu'il ne m'empêche pas de me connecter à mon partenaire. Je rentre à la maison humble, respectueux, aimant, attentionné, et sans aucune envie d'être abusif et de me disputer ou d'avoir raison quand il s'agit de mon partenaire. Oh, et comme c'est une métaphore, les cojones peuvent s'appliquer à tous les sexes.

Tu connais le dicton, ce qui se passe à Vegas reste à Vegas ? Ce que ton/ta concubin(e) dit pendant une dispute doit y rester. Si les mots qu'ils ont prononcés pendant une dispute t'agacent le lendemain, donne-toi un peu de temps pour respirer au lieu de les aborder à nouveau si tôt. Evoquer une dispute trop souvent peut conduire à tourner en rond, et non à une résolution. Aborde la conversation avec l'outil "Je suis désolé".

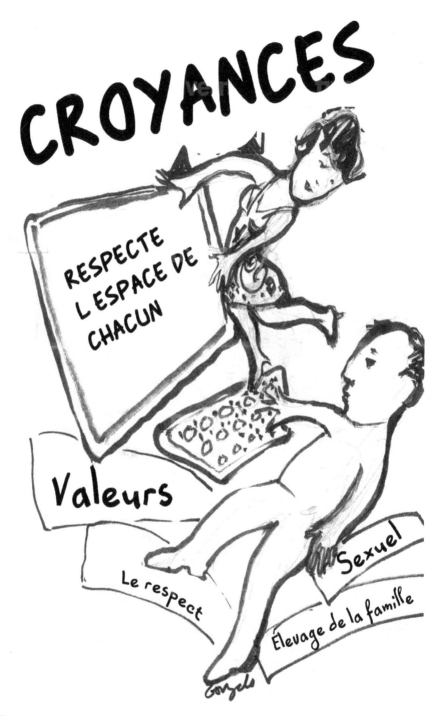

Rapprochement des Croyances

**Le meilleur sentiment du monde
c'est d'être désirée pour qui tu es.**

Les relations ne sont pas faciles lorsqu'il s'agit de rapprocher les croyances, mais l'amour est fou.

Pourtant, même entre les concubins les plus engagés, une foi, des opinions politiques ou des perspectives morales différentes peuvent remettre en question ta relation.

Lorsque nous parlons de croyances, à première vue, cela semble être un petit sujet. Mais c'est l'un des plus critiques car il couvre un large éventail de questions. As-tu franchi une ligne en discutant des croyances de ton/ta concubin(e) et en l'offensant ? Lorsque cela se produit, il te fera savoir que tu as franchi cette ligne. Ce que tu fais à partir de maintenant est essentiel.

Ce monde politique peut être hors de contrôle. Envoyer des tweets ou des commentaires sur les médias sociaux est une chose, mais une fois que tu as franchi le seuil dans ta propre maison, la réalité est que c'est un problème.

Être avec un/une concubin(e) dont les opinions religieuses sont différentes des tiennes peut devenir stressant et accablant si tu le laisses faire. Pour construire une union solide, tu dois participer activement à la vie de l'autre, surtout lorsque des traditions sont en jeu. Si tu te retires de ces pratiques fondamentales, cela ne fera pas qu'aliéner ton/ta concubin(e) ; cela pourrait créer une division entre toi et ton/ta concubin(e).

Il est essentiel de respecter les croyances de ton/ta concubin(e). Les seules relations qui durent sont celles qui continuent à grandir et à se développer et qui respectent les objectifs et les croyances de chacun. Prenez le temps de vous célébrer mutuellement et trouvez le plaisir dans vos différences. Cela peut transformer la différence en découverte et rendre le partage des croyances agréable.

Les croyances dépasseront les limites. Si tu laisses cela se produire, il est normal de le reconnaître et de dire : "Tu as raison, j'ai tort".

Questions pour Toi et Ton/Ta concubin(e) :

Respectons-nous les croyances des autres ? Est-ce que nous nous respectons de manière égale ?

Pensons-nous (peut-être secrètement) que l'un de nous a plus raison que l'autre ?

Respectons-nous le droit de chacun d'avoir une opinion différente de celle de l'autre lorsque les croyances sont au centre du sujet ?

Nous arrive-t-il d'imposer nos croyances différentes les unes aux autres ?

Essayons-nous de trouver un terrain d'entente lorsque nos croyances diffèrent ?

Parlons-nous des choses lorsque nos différentes croyances deviennent un problème ?

Respectons-nous les croyances religieuses ou spirituelles des autres ?

Respectons-nous les croyances politiques de l'autre ?

Respectons-nous l'approche de l'autre pour gérer les finances de la famille ?

Soutenons-nous les idées et les rêves de l'autre qui découlent de nos croyances ?

Est-ce que nous laissons l'autre partager ses croyances avec ses amis et sa famille ?

OUTIL POUR RAPPROCHEMENT DES CROYANCES : LE RESPECT MUTUEL

Ce n'est pas grave si ton/ta concubin(e) a des convictions fortes complètement différentes des tiennes. Quand il s'agit de religion, de politique, d'enfants et de la façon dont le monde devrait fonctionner, c'est plus facile pour ton/ta concubin(e) quand tu es sur la même longueur d'onde. Lorsque ce n'est pas le cas, cela peut ajouter de la pression et de la tension à toute relation, et il faut alors utiliser l'outil du Respect Mutuel. Permets à ton/ta concubin(e) d'avoir un point de vue différent sans haine ni venin. La communication est la clé ici, et le sage adage : accepte d'être en désaccord.

Avec le monde qui change à toute vitesse, beaucoup de conversations hors ligne et en ligne semblent être centrées sur la politique ou la santé. Les différences, surtout dans le forum public des médias sociaux, ne sont pas couramment célébrées. Il se peut qu'à un moment donné, les croyances de ton/ta concubin(e) soient attaquées par d'autres personnes. Si c'est le cas, tu dois te lever pour les défendre et les protéger.

MESURE DE SUIVI
COMPROMIS
ARRÊTE DE JUGER. RESPECTEZ VOTRE
L'OPINION DE Ton/Ta concubin(e)

Lorsque tu parles de tes points de vue ou opinions, n'essaie pas de faire valoir ton point de vue juste parce que tu en as besoin ou envie. C'est tout simplement faux. Ton/ta concubin(e) a le droit d'avoir son opinion. Une grande partie du monde a oublié que chacun a le droit d'avoir sa propre opinion. Si tu veux parler à ton/ta concubin(e) de croyances différentes, tu dois encadrer les conversations à partir d'un lieu de curiosité authentique et de respect pour ton/ta concubin(e).

Permets à ton/ta concubin(e) d'exprimer ses pensées et ses sentiments ouvertement et honnêtement. Ne juge pas, ne ridiculise pas et ne rejette pas ton/ta concubin(e) à cause d'une différence de croyances et, surtout, évite d'aborder ton/ta concubin(e) en pensant que tu vas changer ses pensées. Si tu mènes une conversation avec "Comment peux-tu penser...", tu échoueras. Le plus gros problème auquel un concubinage peut être confronté est un manque de communication. Tu dois faire preuve d'une écoute active sans te battre. L'objectif est d'améliorer la compréhension. L'écoute active demande des efforts et de la concentration, et tu sais que tu es bon dans ce domaine lorsque tu accordes de l'attention à ton/ta concubin(e) sans distractions ni jugement et que tu réponds sans sentir ta tension artérielle monter en flèche. La capacité à parler d'une différence d'opinion est essentielle. Respecter le point de vue de ton/ta concubin(e) et obtenir en retour le respect de ton point de vue, c'est ce qui fait tourner le monde.

Les concubins qui communiquent activement peuvent résister à la tempête lors de désaccords importants. Lorsque tu n'es pas d'accord avec ton/ta concubin(e), applique l'outil de Respect Mutuel. Si tu ne le fais pas et que tu pousses constamment ton point de vue, tu détruiras à toi seul ta relation.

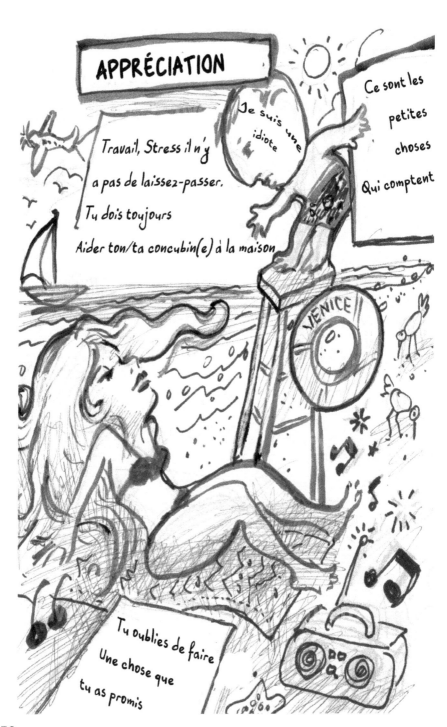

Montrer de L'appréciation

Si tu ne montres pas ton appréciation quand ils/elles
arrêteront de faire les choses que tu apprécies.

Nous aimons tous être appréciés, en particulier par ceux que nous aimons.
L'appréciation est l'aspect le plus important de la satisfaction d'un/une con-
cubin(e). Les concubins qui s'apprécient quotidiennement pour toutes les
petites et grandes choses qu'ils font finissent par développer une culture de
la gratitude au sein de leur relation. Il est courant d'avoir des saisons dans
une relation où les concubins ne parviennent pas à exprimer leur appréciation parce qu'ils se sentent surchargés par le travail, la santé ou le stress. La
vie devient occupée, et nous avons tendance à nous occuper de nos tâches,
et les habitudes deviennent la norme.

Un manque d'appréciation dans les relations engendre du ressentiment et est
injuste pour le/la concubin(e). C'est essentiellement une rue à sens unique.
Il n'est pas nécessaire de faire une grande production chaque fois qu'un/
une concubin(e) s'occupe de la liste de choses à faire ou de quoi que ce soit
d'autre. Mais c'est certainement agréable quand il y a un merci. Lorsque les
sentiments d'un/une concubin(e) passent de l'envie de s'occuper de son/sa
concubin(e) à l'attente qu'il s'occupe de lui, ce manque total d'appréciation
crée du ressentiment.

Signes qu'un manque d'appréciation pèse sur ta relation : Si ton/ta concu-
bin(e) ne dit jamais "merci", ne cherche jamais à te conseiller ou à te demander ton avis, fait des projets sans te demander, ne fait pas sa part, ne fait
rien pour les occasions spéciales, ne fait pas d'effort pour être romantique,
est infidèle, ne te demande pas comment s'est passée ta journée, ne tient pas
compte de tes sentiments, va et vient à sa guise, ou amène des amis à dîner
sans demander ou s'engage dans un événement familial sans demander.

Ne pas montrer son appréciation signale que les concubins se considèrent
comme acquis. Si c'est toi qui as oublié que l'appréciation est une façon de
montrer ton amour au quotidien, c'est normal de l'admettre et de dire : "Tu
as raison, j'ai tort".

Questions pour Toi et Ton/Ta concubin(e) :

Est-ce que nous nous remercions mutuellement pour les petites choses comme pour les grandes ?

Savons-nous ce dont l'autre est le plus fier et ce pour quoi il souhaite le plus être apprécié ?

Demandons-nous à l'autre comment s'est passée la journée ?

Est-ce que nous attendons une marque d'appréciation lorsque nous nous aidons les uns les autres ? Est-ce que nous l'obtenons ?

Prenons-nous des décisions sans nous consulter ?

Sommes-nous en train de zapper lorsque nous nous parlons ? Est-ce que nous nous écoutons vraiment les uns les autres ?

Est-ce que nous nous disons "non" plus souvent que nous nous disons "oui" ?

Est-ce que nous nous faisons régulièrement des compliments ?

Demandons-nous l'avis de l'autre ?

Vérifions-nous l'un et l'autre lorsque nous faisons des projets ?

Sortons-nous souvent seuls ou avec des amis, laissant l'autre partenaire à la maison ?

Faisons-nous chacun notre part des tâches et des corvées ?

Est-ce que nous nous présentons tous les deux aux événements familiaux ?

Faisons-nous tous les deux l'effort d'être romantiques ?

Est-ce que nous allons et venons comme bon nous semble ? Est-ce que nous nous tenons mutuellement au courant de notre emploi du temps ?

OUTIL POUR MONTRER SON APPRÉCIATION : JE SUIS UN IDIOT

Apprécies-tu ton/ta concubin(e) pour tout ce qu'il/elle fait pour toi, ou prends-tu ton/ta concubin(e) pour acquis ? Tu n'es pas sûr ? Écris une liste de toutes les choses qu'ils font pour toi au quotidien, comme les tâches ménagères, les dîners, faire le café le matin, les courses, la lessive, gagner de l'argent pour payer les factures, faire réviser la voiture, prendre des rendez-vous médicaux, etc. Ensuite, demande-leur de s'assurer que tu n'as rien oublié. Il est fort possible qu'il y ait beaucoup de choses que ton/ta concubin(e) fait et dont tu n'as même pas conscience.

Demande à ton/ta concubin(e) de faire la même liste des choses que tu fais pour lui/elle et ta famille. Compare maintenant les listes. S'ils portent une plus grande partie de la charge, tu as un problème. Dans la plupart des cas, la liste des choses que tu fais ne sera même pas comparable à la leur. C'est là que l'outil Je suis un idiot entre en jeu.

Dire "merci" semble être la façon la plus simple et la plus évidente de montrer sa gratitude à son partenaire, mais c'est rarement fait. Alors si tu ne fais pas ta part, reconnais que "Je suis un idiot" et remercie ton/ta incroyable concubin(e). Encore plus important, active un peu d'énergie "je m'en occupe" et commence à faire ta part.

MESURE DE SUIVI
FAIS LES BONS CHOIX
MONTRE DE L'AMOUR ET DE L'AFFECTION TOUS LES JOURS.
COMMENCE PAR UN CAFÉ AU LIT OU UN BISOU.

Tu pourrais aussi commencer à montrer plus d'appréciation en laissant des mots doux. Cache-les là où ton/ta concubin(e) peut les trouver facilement : sur le tableau de bord de sa voiture, sur le miroir de la salle de bain ou sur son oreiller. C'est incroyable comme un petit mot d'amour ou un coup de téléphone inattendu pour dire à ton/ta concubin(e) à quel point tu l'aimes peut illuminer sa journée. C'est ce qui permettra de garder le concubinage en feu.

Si ton/ta concubin(e) a eu une semaine difficile, lui dire "Je m'en occupe" signifiera beaucoup. Accorde-leur quelques heures de tranquillité pour se détendre dans le bain ou se pelotonner avec un livre. Occupe-toi des cours-es, de la cuisine, du nettoyage de la vaisselle et aide les enfants à faire leurs devoirs.

Tu peux dire merci avec des cadeaux : des fleurs ou une soirée romantique, tout cela planifié par toi, avec ton téléphone bien rangé pendant ton rendez-vous. Surprends ton/ta concubin(e) avec quelque chose qu'il/elle a vu et aimé mais qu'il/elle n'a pas acheté pour lui-même/elle. De même, n'oublie jamais son anniversaire ou la Saint-Valentin sans une carte, des fleurs ou tout ce que tu peux offrir pour surprendre ton/ta concubin(e). Lorsque les gens trouvent des excuses en disant que ce n'est pas important, ce n'est pas vrai. Ce ne sont que quelques jours dans l'année. Tu as l'occasion de montrer que tu es reconnaissant, et ça marche tout simplement. Aucun/aucune concubin(e) ne dira non à la gratitude.

Tu peux aussi ajouter un Jour du Oui à ton régime. Le Jour du Oui fonctionne comme suit : quel que soit le jour et quelle que soit la demande de ton/ta concubin(e), tu dois dire "oui". Crée donc un contrat sur les limites des "demandes" sur lesquelles vous pouvez tous les deux vous mettre d'accord. Après le premier tour des deux côtés, le contrat peut être mis à jour. Donc, pour commencer, dis que le premier samedi d'un mois sur deux est le Jour du Oui. Ensuite, il alterne avec ton/ta concubin(e), et il/elle a sa journée. Maintenant, c'est à ton tour de dire oui à tout ce que ton/ta concubin(e) te demande pendant toute cette journée.

Cette Journée du Oui est géniale à bien des égards. Pour ce jour-là, les désirs de ton/ta concubin(e) sont satisfaits, en particulier les désirs que tu refuses habituellement. Cela dit, même si cela peut être difficile pour l'autre concubin(e), regarde le bon côté des choses. Pendant un jour tous les deux mois, ton/ta concubin(e) se sent bien. Cet exercice ravive la relation car les désirs du/de la concubin(e) sont satisfaits.

Ta première tentative de Journée du Oui peut mettre le/la concubin(e) au défi, car habituellement, la première réaction aux demandes est de dire "non". Mais réfléchis-y un instant. C'est le/la concubin(e) que tu aimes et dont tu te soucies, et il/elle a une demande qui le rendra heureux/euse. Pourquoi leur refuserais-tu cela ? Je te promets que si les désirs de ton/ta concubin(e) commencent à être satisfaits, il/elle t'aimera davantage.

La Journée du Oui est une chance pour chaque concubin(e) de comprendre ce qui le/la rend heureux/euse. Tu auras aussi la possibilité de comprendre ce que ton/ta concubin(e) a l'impression d'avoir manqué. Elle permettra à un/une concubin(e) de répondre à ses exigences de manière cool. Cela met aussi au défi un/une concubin(e) avec des endroits où ils n'iraient jamais ou ne feraient jamais. Au final, tu pourrais même te rendre compte que tu pourrais t'amuser à quelque chose que tu n'aurais jamais essayé.

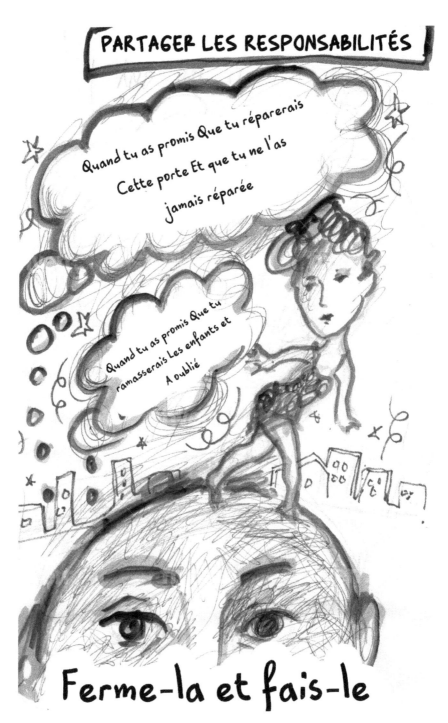

Partage des Responsabilités

Si tu penses que la place de ton/ta concubin(e) est dans la cuisine, souviens-toi aussi que c'est là où les couteaux sont gardés.

Un concubinage, par définition, signifie participer ensemble à une entreprise. Les concubins ne sont pas parfaits, mais ils doivent se sentir stables, être loyaux et avoir la volonté de travailler ensemble. Si ces qualités semblent difficiles à obtenir, cela créera du ressentiment.

Partage des responsabilités - trois mots raisonnables et simples à la surface. Mais en épluchant l'oignon, on s'aperçoit que tant de bagarres, de divorces, de malheurs et de ressentiments proviennent de ces mots.

Les problèmes proviennent du fait qu'un/une concubin(e) souhaite que l'autre participe à la relation de manière plus engagée. Peu importe que tu sois le président d'une entreprise et que tu doives voyager tout le temps. Bien sûr, tu peux justifier que c'est ton travail d'apporter un soutien financier à la famille. Mais si cela signifie que tu n'es pas présent dans la relation, tout l'argent du monde ne fera pas que ton/ta concubin(e) s'en soucie. Ce qui est important pour lui/elle, c'est de voir que tu es vraiment dans la relation - esprit, corps et âme.

Si ta façon de partager les responsabilités est de faire appel à une aide extérieure, tu peux techniquement faire le travail. Mais ce n'est pas un travail d'équipe. Lorsque tu ne te débrouilles pas, que tu ne fais pas ta part et que tu n'interviens pas lorsqu'il s'agit de partager les responsabilités, cela signifie que tu fais porter tout le fardeau à ton/ta concubin(e). Cela nous ramène à la notion de droit. Cela crée du ressentiment et un déséquilibre dans le concubinage. La colère s'accumule.

Lorsque tu partages en quelque sorte les responsabilités et que tu penses que c'est juste, sache que ton/ta concubin(e) peut le voir tout à fait différemment. Si tu ne poses pas la question à ton/ta concubin(e), tu ne sauras jamais s'il/elle considère le niveau de ton engagement comme juste ou comme un problème.

S'il s'avère que tu n'as pas été très fort dans le partage des responsabilités, c'est normal de l'admettre et de dire : "Tu as raison, j'ai tort".

Il n'y a pas d'amour sans responsabilité.
Jean-Paul II

Questions pour Toi et Ton/Ta concubin(e) :

Avons-nous chacun un stress et une anxiété permanents parce que nous ne nous entraidons pas assez ?

Partageons-nous la planification des activités familiales et des corvées ?

Avons-nous des listes de choses à faire inachevées qui traînent depuis plus de six mois ?

Avons-nous autant de temps libre l'un que l'autre ou l'un d'entre nous est-il toujours en train de travailler pendant que l'autre se détend ?

Est-ce que nous nous quittons l'un l'autre, laissant l'un de nous avec une liste de choses à faire sans fin alors que l'autre est absent ?

Est-ce que nous nous harcelons l'un l'autre pour qu'il nous aide davantage, pour obtenir une excuse après l'autre ?

L'un de nous deux procrastine-t-il lorsqu'il s'agit des tâches ménagères ?

Laissons-nous tomber ce que nous sommes en train de faire pour terminer une tâche lorsque l'autre le demande ?

Croyons-nous que l'autre concubin(e) est injuste dans ses attentes ?

Est-ce que nous oublions de faire ce que nous avons promis de faire ?

Nous disputons-nous sur la quantité d'efforts que chacun d'entre nous fournit pour maintenir notre concubinage

OUTIL DE PARTAGE DES RESPONSABIL-ITÉS : TAIS-TOI ET FAIS-LE

Il faut du travail pour être sur la même longueur d'onde que ton/ta concubin(e) et déterminer ce dont vous avez chacun besoin. L'objectif est de les aborder ensemble en tant que concubins, et pas seuls. Sois le concubin intelligent et malin qui donne un coup de pouce et applique l'outil Tais-toi et Fais-le.

La première partie de l'outil Tais-toi et Fais-le est le compromis, et la deuxième partie est de s'organiser. C'est la clé pour s'attaquer à toutes les tâches à accomplir. N'oublie pas que les corvées ne concernent pas seulement le nettoyage. Des choses comme payer les factures, rester en attente avec la compagnie de câble, planifier les repas et acheter des cadeaux d'anniversaire pour les membres de la famille sont également essentielles. Faire des listes de toutes les tâches à accomplir dans les semaines à venir et même créer un calendrier accessible à tous montrent qui est responsable. Si un/une concubin(e) se fait enterrer, l'autre doit savoir qu'il n'a qu'à se taire et le faire. C'est un concubinage, et il faut une équipe pour gagner la partie.

Faire un compromis, c'est trouver un moyen équitable de partager les responsabilités. Puisque nous sommes des adultes et que les corvées donnent à chacun l'impression d'avoir cinq ans, nous appellerons les corvées des "activités". Donc, partage les activités de façon équitable. Commence par attribuer des activités en fonction des domaines dans lesquels tu es douée. Le secret pour éviter les mêmes vieilles disputes est de compléter ta liste d'activités. Si un/une concubin(e) ne fait pas sa part, appelle-le/la et coupe son temps de jeu jusqu'à ce que les activités soient terminées.

MESURE DE SUIVI
COMMUNIQUE
PRENDS L'INITIATIVE DE RENVERSER CETTE RELATION. AC-CEPTE LES PROJETS DE TON/TA CONCUBIN(E), QUE TU VAS TERMINER CETTE SEMAINE.

Tu dois faire attention lorsque tu partages des activités en fonction de qui est le meilleur dans une tâche, surtout lorsque la liste n'est pas équilibrée. Si c'est le cas, ton/ta concubin(e) a besoin d'acquérir de nouvelles compétences. Apprends-lui/elle à couper un oignon, à charger un lave-vaisselle ou à programmer la télécommande. Mais ne les critique pas et ne refais pas les choses parce que tu n'aimes pas la façon dont elles ont été faites. Cela ne fera que pousser ton/ta concubin(e) à se défiler et à ne plus jamais recommencer.

Ensuite, organise-toi et applique les compétences de gestion du temps que tu as apprises. Par exemple, tu dois faire une heure de travail acharné pour deux heures de jeu. L'objectif est de compléter la liste de choses à faire et, une fois que c'est fait, d'en demander plus. Pense à cela comme suit : "C'est tellement mieux de conduire ma voiture en sachant que les freins fonctionnent bien" ou "OMG, je peux inviter des amis maintenant puisqu'ils ne peuvent plus tomber à travers ce trou dans le porche".

Crée un calendrier définissant ce qui doit être fait au cours de la semaine à venir et qui est responsable de quoi. Établis un calendrier et fixe des échéances. Programme un rappel à partir d'une application de liste de tâches ou affiche la liste de tout le monde, par exemple sur le réfrigérateur.Si tu fais une erreur, dis à ton/ta concubin(e) qu'il/elle peut faire beaucoup de bruit jusqu'à ce que ce soit fait. Ce qui est juste est juste. Le seul moment où tu dois intervenir d'un côté ou de l'autre est si l'emploi du temps d'un/une concubin(e) ne permet pas d'accomplir la tâche ou si tu es malade. Tu sauras quand c'est juste ou non. Trouve un moyen de te contrôler mutuellement et, en cas de doute, Ferme-la et Fais-le.

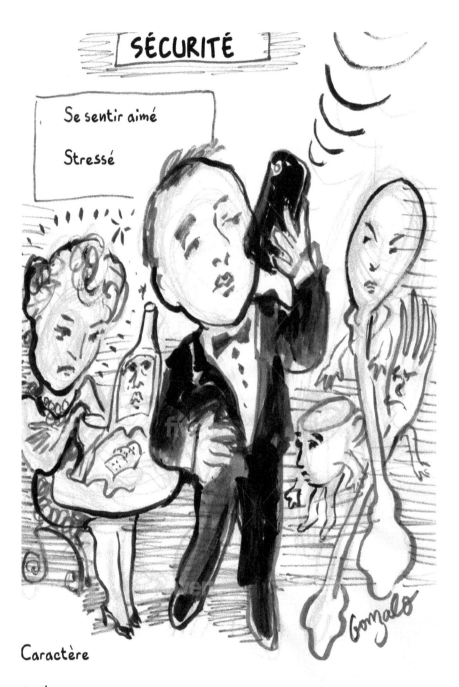

Caractère

Poids

Chapitre 9 :
Outils Quotidiens pour la Sécurité des Relations

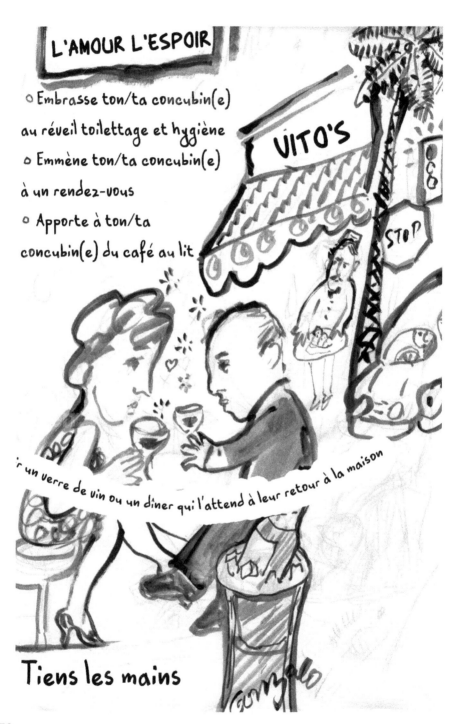

L'AMOUR L'ESPOIR

○ Embrasse ton/ta concubin(e) au réveil toilettage et hygiène
○ Emmène ton/ta concubin(e) à un rendez-vous
○ Apporte à ton/ta concubin(e) du café au lit

VITO'S

STOP

r un verre de vin ou un dîner qui l'attend à leur retour à la maison

Tiens les mains

Se Sentir Aimé

**Toutes les grandes choses sont simples et peuvent être
contenues dans un seul mot : l'espoir.**

Approprie-toi ton concubinage et commence à apporter de la sécurité dans la relation. C'est tout toi. À toi seule, tu peux faire la différence en laissant tes actions mener. Approprie-toi ce concubinage en faisant de ton/ta concubin(e) la personne la plus importante de ta vie par rapport à tout le monde - et cela inclut ta famille et les enfants. Approprie-toi ce concubinage et ne laisse personne d'autre que ton/ta concubin(e) avoir son mot à dire. Approprie-toi ce concubinage et permets à la voix de ton/ta concubin(e) d'être entendue. Comprenez que chaque fois que vous critiquez, dégradez, discutez, attaquez ou lancez des déclarations négatives à ton/ta concubin(e), cela réduit et érode l'amour dans le concubinage. Les Quatre Erreurs du Chapitre 2 peuvent être destructrices pour toute relation. Si une ou plusieurs de ces erreurs sont présentes dans ta relation, tu pourrais être sur la voie rapide du sentiment d'absence d'amour, si tu n'y es pas déjà.

Chaque fois que tu te fermes émotionnellement ou que tu te retires parce que tu ne veux pas parler de problèmes importants, une distance se crée dans le concubinage. Cela affecte négativement l'amour dans le concubinage.

Comment peux-tu montrer de l'amour à ton/ta concubin(e) si tu es constamment en colère ? Tu ne peux pas. Comment peux-tu aimer un/une concubin(e) qui te crie toujours dessus pour une raison quelconque ? Tu ne peux pas. C'est à ce moment-là que tu te retires en tant que concubin(e) et que tu ne deviens rien de plus qu'un mauvais colocataire.

Si tu te reconnais dans le fait de ressentir peu ou pas d'amour de la part de un/une concubin(e), je te promets qu'il/elle ressent la même chose. Dans ce cas, toi et un/une concubin(e) avez perdu le respect l'un pour l'autre. Colère, ressentiment, sentiments mitigés à propos de ton concubinage... c'est le moment où vous vous demandez tous les deux pourquoi vous êtes même dans ce concubinage misérable.

Un manque d'amour peut nuire à un concubinage. Si cela s'est produit et que tu veux renverser la situation, alors reconnais-le et dis : "Tu as raison, j'ai tort".

On a tous besoin de se sentir aimé véritablement, reconnu dans ses qualités et malgré ses défauts. Ainsi on peut s'épanouir sans crainte et sans jugement.
Agnès Ledig

QUESTIONS POUR TOI ET TON/TA CONCUBIN(E)

Est-ce qu'il nous arrive de nous sentir mal aimés parce que l'un de nous, ou les deux, sont en panne d'émotions ?

Est-ce que nous nous montrons de l'amour en faisant des choses pour rendre la journée de l'autre plus facile ?

Avons-nous parfois des doutes sur le fait que nous nous aimons et que nous sommes engagés l'un envers l'autre ? Si c'est le cas, que faisons-nous de ces doutes ?

Nous montrons-nous l'un à l'autre de l'amour et de l'appréciation par de petites choses, comme offrir un café à l'autre ou lui faire couler un bain pour l'aider à se détendre ?

Est-ce que nous nous arrêtons et écoutons l'autre quand on nous le demande ?

Annulons-nous nos propres projets si nous réalisons que nous devrions être là l'un pour l'autre ?

Est-ce que nous nous prenons dans les bras et nous embrassons à des moments aléatoires, en faisant savoir à l'autre à quel point nous nous aimons ?

Gardons-nous régulièrement un temps et un espace privés pour le sexe et l'intimité ?

Lorsque nous sommes en colère l'un contre l'autre, prenons-nous une respiration et rappelons-nous l'un à l'autre que nous nous aimons et prenons soin l'un de l'autre - et que c'est l'essentiel ?

Prenons-nous chacun soin de nous, afin d'être d'humeur à accueillir l'amour que l'autre nous offre ?

OUTIL POUR SE SENTIR AIMÉ : L'ESPOIR

Ton/ta concubin(e) a conclu un concubinage engagé avec toi, en espérant que tu seras là pour toujours. Alors est-ce que ton/ta concubin(e) a toujours l'impression que tu seras là pour toujours ? Envoyez-vous des messages indiquant que vous voulez être là pour toujours, ou envoyez-vous le message que vous voulez quitter le navire en feu avant qu'il ne coule ?

Il est temps de revenir à l'essentiel et de faire de ton/ta concubin(e) ta priorité. L'outil de L'espoir peut t'aider. Faire de ton/ta concubin(e) la priorité absolue est la clé pour ramener l'amour dans la relation. Tu peux faire basculer ta relation en laissant simplement ton/ta concubin(e) se sentir à nouveau aimé(e).

C'est aussi simple que cela, mais il faut faire des sacrifices et laisser tomber ce qui fait obstacle à une relation saine. Il s'agit de se mettre sur la même longueur d'onde, de laisser tomber le passé et de se rappeler que cette relation ne concerne pas que toi.

Assieds-toi avec ton/ta concubin(e) et passe en revue tout ce qui le/la rend fou. Dis-lui que tu veux qu'il t'aime, te respecte et te fasse à nouveau confiance, et que tu es prêt à améliorer la situation.

MESURE DE SUIVI
POSE LA QUESTION
QU'EST-CE QUI REND TON/TA CONCUBIN(E) FOU(E) ? UTILISE LA RÈGLE DES TROIS JOURS POUR POSER LA QUESTION. COMPRENDS QU'ILS/ELLES N'INVENTENT RIEN ; C'EST LEUR FAÇON DE VOIR LES CHOSES. LE QUATRIÈME JOUR, PARLE-EN.

Il est maintenant temps d'appliquer la règle des trois jours. Cela fonctionne comme suit. Compile la liste de tous les problèmes. Tu devrais avoir au moins une page ou deux de problèmes réels. Essaie maintenant de trouver des moyens créatifs pour voir si tu peux apporter des changements. Il te faudra trois jours pour traiter les vrais problèmes sans jugement. Comprends que ta première réaction sera "pas possible !". Tu seras sur la défensive - c'est juste la nature humaine. Une fois que tu t'es calmée, passe en revue la liste. Tu devrais voir ce qui est raisonnable. Pour les questions plus complexes, parle à ton/ta concubin(e) et vois si tu peux faire un compromis. C'est ainsi que tu montres à ton/ta concubin(e) qu'il/elle est une priorité.

Tu dois rester engagée. Cela signifie rester positif, même si tu traverses des hauts et des bas. Écrase ces pensées négatives et rappelle-toi que tes actions seront plus éloquentes que tes paroles. Tu es le roc, ton/ta concubin(e) compte sur toi, et c'est ainsi que tu fais de l'espoir une réalité. Il est donc temps de faire de ton/ta concubin(e) une priorité, et ce n'est pas compliqué. Il suffit d'un engagement.

STRESS

Fais de la réduction du stress de ton/ta concubin(e) ton travail dans la vie

Combattre le Stress

**Bien sûr, ils/elles peuvent tout faire tout seuls/es,
mais un vrai concubin(e) ne les laissera pas.**

Le stress est présent dans la vie quotidienne de chacun. Alors comment peux-tu faire une différence positive pour ton/ta concubin(e) en le gérant et, plus important encore, en le réduisant ? Les événements stressants peuvent changer la vision que ton/ta concubin(e) a de lui-même/elle-même et de son monde. Ils peuvent modifier leurs sentiments sur la vie, le travail, les relations, la sécurité et l'avenir. Si tu es déconnecté, tu ne le sauras jamais.

Si tu comptes sur ton/ta concubin(e) pour gérer toutes les activités domestiques, comprends que tu ajoutes du stress à sa vie par défaut. Pire encore, ton/ta concubin(e) est peut-être à un moment de sa vie où il/elle a l'impression de ne pas pouvoir compter sur toi pour les plus petites choses et a même cessé de te le demander. Pour ton/ta concubin(e), il pourrait être plus facile et moins frustrant de se débrouiller tout seul.

La plupart du temps, tu te trouves déjà surchargé, alors comment des questions supplémentaires liées aux finances, à la famille, à la santé et au travail peuvent-elles/ils s'intégrer dans ton emploi du temps déjà chargé ? Ils ne le font pas. Surtout si l'un/une des concubin(e) a tendance à porter la majeure partie des responsabilités. Le stress peut aussi provoquer une distance émotionnelle qui entraîne une perte d'intimité et la mort de la romance.

Lorsqu'un concubinage est fort et que les deux concubins gèrent le stress, la capacité à rebondir après une perte, un traumatisme, une tragédie et d'autres problèmes est appelée résilience psychologique. C'est lorsque le concubinage est faible que ces questions deviennent un problème.

Si ton/ta concubin(e) est toujours sur les dents, c'est que tu n'as pas fait ton travail. Si cela s'est produit et que tu veux renverser la situation, alors reconnais-le et dis : "Tu as raison, j'ai tort".

Questions pour Toi et Ton/Ta concubin(e) :

Est-ce que nous ajoutons généralement au stress de l'autre ou est-ce que nous réduisons le stress de l'autre ?

Est-ce que nous ajoutons au stress de l'autre lorsqu'il s'agit de gérer toutes les activités de la maison ?

Que faisons-nous pour nous accorder une pause et nous détendre ?

L'un de nous ou les deux ont-ils des problèmes de contrôle qui ajoutent au stress de l'autre ?

Est-ce que l'un d'entre nous ou les deux luttent contre des problèmes d'enfance ou souffrent de TSPT (Trouble de stress post-traumatique) ?

Les membres extérieurs de notre famille ajoutent-ils à notre stress ? Essayons-nous de réduire le stress de l'autre si nous voyons que cela se produit ?

Sommes-nous stressés par l'état de notre relation ?

L'un d'entre nous est-il stressé parce que nous pensons que l'autre n'est pas aussi engagé dans la relation que nous l'étions autrefois ? L'un de nous ou les deux ont-ils abandonné ?

L'un d'entre nous ou les deux ont-ils des problèmes de santé qui ajoutent du stress au concubinage ?

Sommes-nous toujours sur des charbons ardents parce que nous n'arrivons pas à nous parler sans nous disputer ?

OUTIL POUR COMBATTRE LE STRESS : C'EST TON TRAVAIL

Quel est le secret pour aider un/une concubin(e) surchargé ? Fais en sorte que ton travail consiste à réduire la charge pour qu'il/elle ne soit pas stressé(e), ce qui signifie faire tout ce qu'il faut. Si tu abordes la vie avec l'état d'esprit que c'est ton travail de faire en sorte que ton/ta concubin(e) ne soit jamais stressé(e), tu as une longueur d'avance.

C'est Ton Travail est le changement de jeu pour réduire le stress de ton/ta concubin(e). Assieds-toi et comprends ce que je te demande et pourquoi. Ensuite, comprends ce que cela implique de garder ton/ta concubin(e) à l'abri du stress. C'est une grande chose à demander, et je ne peux pas compter le nombre de récompenses qui en découlent. Il est temps de passer à l'action avec C'est Ton Travail.

Lorsque tu vois des signes de stress chez ton/ta concubin(e), découvre ce qui se passe d'une manière gentille et compatissante. Cela peut être aussi simple que de demander : "Tu passes une mauvaise journée ? Je peux t'aider ?" ou "Qu'est-ce que je peux faire pour que ça aille mieux ?". Lorsque tu connais vraiment ton/ta concubin(e), tu sauras précisément où il/elle a besoin d'aide et tu le/la feras tout simplement. Quand il s'agit d'un travail, tu le fais simplement, en faisant tout ce qu'il faut et sans te plaindre.

MESURE DE SUIVI
COMPROMIS
IL EST TEMPS DE PRENDRE DU TEMPS POUR TON/TA CONCUBIN(E). PENDANT UNE SEMAINE, ANNULE LE VISIONNAGE DE CES MATCHS ET FAIS EN SORTE QU'IL N'Y AIT QUE VOUS DEUX. JUSTE POUR UNE SEMAINE.

Disons que les finances sont un problème et que tu gères l'argent. Assieds-toi avec ton/ta concubin(e) et résous le problème. Élabore une stratégie pour réduire ta dette. Cela peut signifier prendre des décisions difficiles qui t'obligent à vendre des choses essentielles pour réduire le déficit ou réduire les dépenses courantes comme les repas au restaurant ou la course quotidienne au café. N'oublie pas que l'objectif est de réduire le stress.

L'intimité est essentielle dans tous les concubinages, et lorsqu'elle manque, elle ajoute du stress au concubinages. Es-tu devenu si occupé et déconnecté que tu as oublié la dernière fois que ton/ta concubin(e) et toi vous êtes vraiment amusés ensemble ? Si oui, alors c'est à toi de t'amuser ensemble. Aller au cinéma, faire des promenades, des pique-niques, des jeux, des voyages, se tenir la main, se serrer dans les bras et rire ensemble est le médicament pour se sentir normal.

Réserve du temps dans ton emploi du temps pour ton/ta concubin(e). Ta relation avec ton/ta concubin(e) l'emporte sur toutes les autres priorités et tous les autres emplois du temps. Célébrez ce que vous avez l'un dans l'autre et communiquez clairement et respectueusement, car les malentendus sont la source de tensions.

Prendre des décisions importantes sans ton/ta concubin(e) ajoutera toujours du stress. Cela signifie que c'est à toi de comprendre que tu dois t'assurer que ton/ta concubin(e) est d'accord et est sur la même longueur d'onde que toi. Tiens toujours ton/ta concubin(e) au courant et communique toujours avec amour et avec de bonnes intentions.

Être compétent dans ton travail signifie dire la vérité et être honnête avec ton/ta concubin(e), même quand cela fait mal. Cela apportera moins de stress à la relation car cela apporte de l'honnêteté au concubinage et de la confiance, ce qui entraîne moins de secrets et moins de stress.

CARACTÈRE

Contrôle ton subconscient et arrête de perdre ton sang-froid

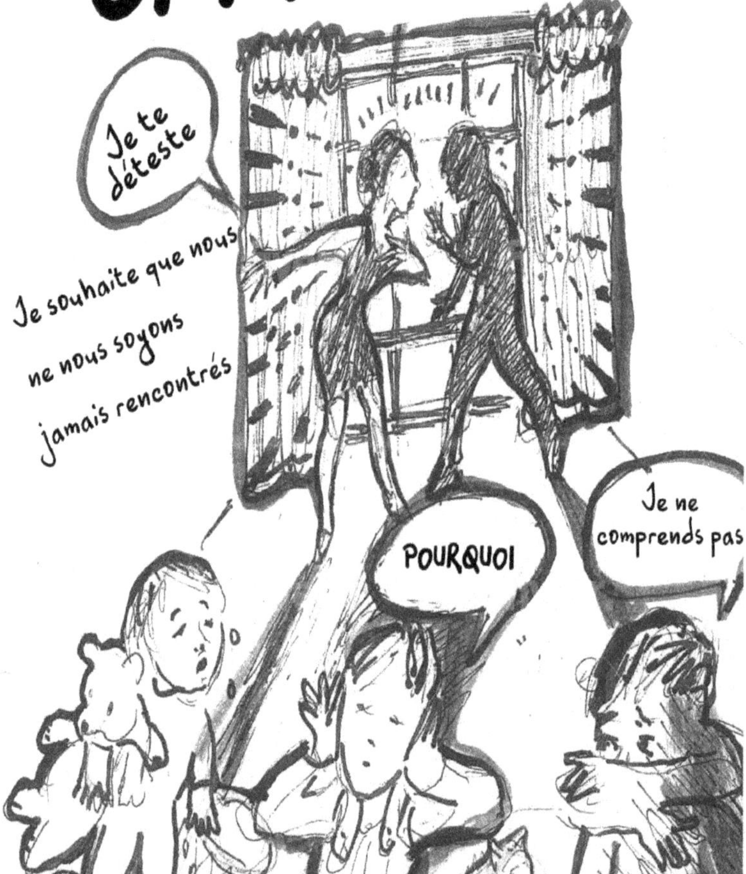

Apprivoisement du Tempérament

Si tu appuies sur les cordes sensibles de ton/ta concubin(e) trop de fois, elles peuvent tout simplement cesser de fonctionner.

Un mauvais caractère peut être toxique pour un concubinage. Il peut causer toute une série de problèmes pour les deux concubins. Si tu as mauvais caractère et que tu exploses souvent, que tu cries, que tu jettes des objets, que tu profères des menaces ou que tu insultes ton/ta concubin(e), c'est tout simplement la pire chose que tu puisses faire. Si tu as un fusible court ou que tu perds rapidement le contrôle, cela peut devenir la norme de la vie quotidienne.

Avoir un mauvais caractère est malsain pour tous ceux qui t'entourent. Un mauvais caractère peut devenir une mauvaise habitude, et sans compétences appropriées en matière de gestion de la colère, ton/ta concubin(e) et les membres de ta famille peuvent avoir peur de dire quoi que ce soit qui pourrait déclencher ta colère. Si tu es cette personne, alors je te promets que les membres de ta famille marchent sur des œufs autour de toi. Ils peuvent aussi avoir l'impression qu'ils ne peuvent pas être en désaccord avec toi ou partager quelque chose avec lequel tu pourrais ne pas être d'accord.

Le tempérament est souvent considéré comme quelque chose de négatif. Bien qu'il représente une certaine humeur ou un état d'esprit (pas nécessairement mauvais), lorsque quelqu'un dit "tu as du tempérament", il veut généralement dire que tu ne peux pas contrôler tes sentiments. Soit tu as tendance à te battre et à te mettre en colère, même pour les plus petits désagréments, soit tu n'es pas assez patient avec les gens qui t'entourent.

En réalité, personne n'a besoin de lancer des objets ou de perdre le contrôle pour se faire entendre. Perdre son sang-froid est une mauvaise programmation. Si cela arrive, il est normal de l'assumer et de dire : "Tu as raison, j'ai tort".

Questions pour Toi et Ton/Ta concubin(e) :

Est-ce que l'un de nous a des problèmes de contrôle ? A-t-on dit à l'un de nous deux que nous ne savons pas quand nous arrêter ?

Est-ce que nous nous blessons mutuellement avec des mots pendant une dispute ?

Est-ce que nous poussons l'autre à bout pendant une dispute jusqu'à ce qu'il perde les pédales ?

Est-ce que nous nous disons "Je suis désolé" l'un à l'autre ?

Est-ce que l'un de nous a du mal à exprimer des sentiments autres que la colère ?

Pensons-nous que nous nous disputons de manière respectueuse et constructive, ou sommes-nous insistants l'un envers l'autre ?

Est-ce que nous nous expliquons des choses que nous connaissons déjà, juste pour nous irriter mutuellement ?

Est-ce que nous laissons l'autre exprimer son point de vue pendant une dispute ? Nous montrons-nous mutuellement de la patience, de la compréhension et de la compassion, même lorsque nous ne sommes pas d'accord ?

Pensons-nous que le fait de parler plus fort permet à l'autre de nous comprendre plus facilement ?

OUTIL POUR APPRIVOISEMENT DU TEMPÉRAMENT : VÉRIFIE TON MOULIN À PAROLES

Tout le monde a le droit d'avoir une ou deux mauvaises journées, mais être agressif envers ton/ta concubin(e), surtout si tu le fais régulièrement, aura un effet négatif sur ta relation. Lorsque la colère se transforme en emportement, j'appelle cela le syndrome du Moulin à Paroles. C'est lorsque ton subconscient prend le dessus et ne te permet pas d'oublier ou de pardonner à ton/ta concubin(e) au point de te faire travailler jusqu'à ce que tu perdes la tête.

Lorsque tu perds ton sang-froid à tout moment pour des problèmes mineurs, alors c'est devenu une mauvaise habitude ou une mauvaise programmation, et il est temps de vérifier ton Moulin à Paroles.

MESURE DE SUIVI
COMMUNIQUE
PARLE AVEC TON/TA CONCUBIN(E). JE VEUX DIRE UNE VRAIE DISCUSSION - METS LES PROBLÈMES SUR LA TABLE ET PARLES-EN POUR TROUVER UNE SOLUTION GAGNANT/GAGNANT.

Qu'est-ce que ce Moulin à Paroles ? Voici l'exemple le plus simple. C'est quand ton subconscient t'énerve tellement que tu dois exploser. As-tu déjà été coupé sur la route ? Je veux dire, coupé. Que se passe-t-il ensuite ? Cette personne poursuit son chemin. Mais toi, tu passes la journée dans un état de rage interne que tu portes comme un drapeau de combat.

Vérifie ton Moulin à Paroles est un moyen de mettre cette voix intérieure dans un endroit où elle ne pourra pas te remonter le moral. Voici quelques façons de le faire - éprouvées et vraies. Tout d'abord, compte jusqu'à 10. Respire profondément pendant que tu fais cela et pense à autre chose pour te distraire de ces sentiments négatifs. Le Moulin à Paroles veut intensifier ta réaction de "combat". Rends cette voix subconsciente consciente et tu pourras la contrôler.

Si tu te sens anxieuse ou en colère et que ton Moulin à Paroles ne s'arrête pas, retire-toi de la situation. Donne-toi quelques minutes pour faire de l'exercice, faire une longue promenade ou méditer. Fais ce qui est approprié sur le moment pour libérer l'énergie négative. Puis, après t'être calmée, parle-en avec ton/ta concubin(e). Dis ce qui te dérange sans perdre le contrôle, et sois raisonnable.

Alors et seulement alors, tu pourras être dans un lieu de force et de paix pour parler à ton/ta concubin(e) du reste de votre vie ensemble. Ce n'est que lorsque tu peux contrôler ton subconscient que tu peux raisonner avec ton/ta concubin(e). Tu peux aborder des sujets complexes en concubinage et décider d'un plan d'action sans regret.

Si des dépendances sont en jeu et que vous êtes en pleine dispute, comprenez qu'il est presque impossible de prendre des décisions raisonnables, y compris de mettre votre moulin à paroles en échec. C'est une mauvaise situation et injuste pour le/la concubin(e). Les dommages causés dans ces situations peuvent être irréversibles. Tu devras avoir une conversation plus tard. Sur le moment, écris ou enregistre tes pensées pour pouvoir y revenir quand tu seras sobre. Cela te donnera un exutoire sur le moment.

N'oublie pas qu'il n'est ni raisonnable ni pratique de se battre pour chaque différence que tu as. Tu gagneras peut-être l'argument mais tu finiras par affaiblir le concubinage. Laisse le temps à l'énergie négative de se refroidir pour établir une discussion plus rationnelle.

Ne te concentre pas sur la tentative de changer ton/ta concubin(e). Tu ne le peux pas. Tu peux cependant influencer ton/ta concubin(e) et lui montrer les avantages de ta position. Tu peux influencer ton/ta concubin(e) en créant un environnement positif propice à la coopération plutôt que d'être contrôlé par toi.

Parfois, tu dois comprendre ce qui te dérange. Ce n'est peut-être même pas le problème pour lequel vous vous disputez. Si tu trouves que tu perds tout le temps ton sang-froid pour des problèmes mineurs, il est temps d'éteindre ton Moulin à Paroles car il a fait assez de dégâts. C'est bien de laisser tomber.

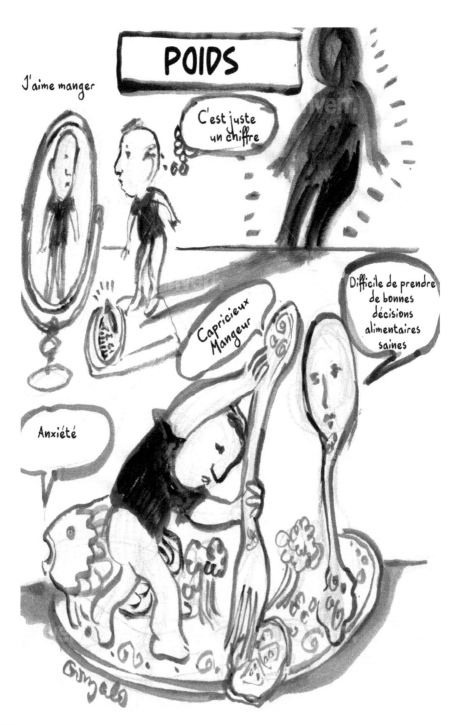

Gestion du Poids

**Ton/ta concubin(e) ne peut pas te changer.
Mais tu peux changer parce que tu aimes ton/ta concubin(e).**

Pour beaucoup de gens, c'est juste difficile de rester en forme et d'aimer son corps. Tu es peut-être en surpoids ou en sous-poids. C'est peut-être ton visage ou d'autres parties de ton corps qui t'obsèdent. Les gens voient leur corps passer par tant de transitions, et partout où tu te tournes, il y a des personnes plus jeunes, belles et maigres qui dévorent des glaces et des beignets alors que tu luttes contre la prise de poids en mangeant simplement un biscuit de riz. La vie est tout simplement injuste.

As-tu un/une concubin(e) qui lutte contre des problèmes de poids et que tu critiques ou à qui tu fais des remarques désinvoltes parce que tu veux qu'il ait l'air différent et que tu n'es pas satisfait de son apparence, qu'il soit en surpoids ou en sous-poids ? Ce n'est pas comme ça que tu obtiendras un/une concubin(e) en meilleure santé.

Si ton/ta concubin(e) est conscient(e) de son surpoids, il/elle ne voudra peut-être pas que tu le/la regardes quand il/elle se déshabille ou avec les lumières allumées. L'image corporelle fait partie intégrante de la constitution psychologique de toute personne. Lorsque l'estime de soi de ton/ta concubin(e) souffre, il peut lui être difficile d'accepter des compliments ou même de se sentir à l'aise en ta présence.

Les problèmes de poids sont personnels, et chaque personne les gère différemment. Il y a tellement de personnes malheureuses de leur apparence, au point que cela devient obsessionnel et malsain.

Les conversations sur le poids peuvent dépasser les limites. Si cela se produit, il est normal de l' admettre et de dire : "Tu as raison, j'ai tort".

Questions pour Toi et Ton/Ta concubin(e) :

Est-ce que nous acceptons le corps de l'autre comme il est ?

Voyons-nous le poids actuel de l'autre comme un problème qui doit être résolu ?

Remarquons-nous et commentons-nous lorsque nous voyons l'autre prendre ou perdre du poids ? Savons-nous si chacun/chacune d'entre nous aime entendre ces choses ?

Faisons-nous des choix alimentaires qui sont sains pour nous deux ?

Est-ce que l'un de nous ramène de la malbouffe à la maison quand l'autre essaie de perdre du poids ?

Savons-nous chacun comment l'autre veut être encouragé et soutenu autour de son image corporelle ?

Est-ce que nous nous aidons mutuellement à nous sentir bien dans notre peau ?

Essayons-nous de contrôler ce que l'autre mange ?

Est-ce que l'un de nous exige que l'autre obtienne de l'aide pour ses problèmes de corps ou de poids ?

Faisons-nous parfois allusion au fait que l'autre devrait faire plus d'exercice ?

Parlons-nous sans jugement des difficultés de l'autre à perdre ou à prendre du poids ?

OUTIL DE GESTION DU POIDS : CE N'EST QU'UN CHIFFRE

La réalité est que le poids est un problème pour beaucoup. La question est de savoir si tu rends ton/ta concubin(e) fou(e) à ce sujet ? Si c'est le cas, adopte cette approche : Ce n'est qu'un chiffre. Ce chiffre peut monter et descendre. Si ton poids te dérange, mange mieux et fais de l'exercice. Mais si le poids de ton/ta concubin(e) te dérange, tu dois le/la laisser gérer la situation à sa façon.

Tu ne peux apporter ton soutien que s'il/elle te le demande - et demande-lui quel type de soutien l'aiderait plutôt que de le blesser. Sinon, tu n'as rien à dire et tu ne devrais pas faire de commentaires dans un sens ou dans l'autre. C'est juste une invasion, et cela dépasse les limites. Il n'y a absolument rien de bon qui puisse en ressortir.

Si le poids de ton/ta concubin(e) te dérange, la pire chose que tu puisses faire est de lui mettre la pression pour qu'il/elle perde ou prenne du poids. Cela ne fera qu'ajouter du stress à ton/ta concubin(e) et à ta relation. Cela provoque généralement la réaction inverse de ce que tu veux. Attends-toi à ce que ton/ta concubin(e) se rebelle ou se ferme. Lorsque ton/ta concubin(e) est prêt(e) à devenir sain(e), il/elle est le/la seul(e) à pouvoir y arriver. Un soutien positif est la seule façon d'aborder la question. Ce n'est qu'un chiffre est l'état d'esprit à utiliser ici. Cela signifie que tu laisses ton/ta concubin(e) le faire à ses conditions et à son rythme, avec ton soutien délicat.

MESURE DE SUIVI
FAIS LES BONS CHOIX
SI TON/TA CONCUBIN(E) A BESOIN DE TES ENCOURAGEMENTS, MARCHE SUR SON CHEMIN AVEC LUI/ELLE. FAIS LEUR SÉANCE D'ENTRAÎNEMENT AVEC EUX. MANGE SAINEMENT AVEC EUX. FAIS LES CHANGEMENTS ENSEMBLE. C'EST ÇA, UN CONCUBI-NAGE.

Le secret d'un mode de vie sain est de maîtriser ta volonté. Lorsque tu es en contrôle, la volonté est la clé pour prendre les bonnes décisions. Quand elle n'est pas là, elle peut être ton pire ennemi. Par exemple, tu t'es fixé comme objectif de manger sainement, mais tu te fais ensevelir sous des problèmes professionnels et familiaux. Ta volonté est au plus bas, et tu te retrouves à dévorer un gallon de crème glacée. Si quelqu'un essaie de t'arrêter, tout ce que je peux dire, c'est bonne chance. Comprends que la volonté augmente et diminue, et qu'il est impossible de la maximiser à chaque moment de la journée. Sois-en simplement conscient.

Si ton/ta concubin(e) veut devenir plus sain(e) et te demande de l'aide, sois là pour lui/elle. Si cela signifie manger des aliments dont tu n'es pas folle, fais-le. Si ton/ta concubin(e) veut faire des promenades et que tu aimes courir, alors marche. Si tu es là à chaque étape, tu leur facilites la tâche pour qu'ils/elles continuent d'essayer.

Si ton/ta concubin(e) fait des efforts pour manger plus sainement et faire du sport mais ne voit pas de résultats, en faisant des commentaires positifs comme "tu es superbe" ou "je suis si fier de toi", cela fait une différence. Tout commentaire négatif ne fera que les décourager et ils/elles perdront toute motivation.

Lorsque ton/ta concubin(e) fait des efforts, n'apporte pas de malbouffe à la maison. Si tu sais que ton/ta concubin(e) a une addiction aux beignets, en apporter une douzaine à la maison pour le petit-déjeuner est tout simplement méchant(e). Si ton/ta concubin(e) fait un effort pour essayer des recettes plus saines ou des aliments qui ne marchent pas toujours, sois heureux de ses efforts. Et si ton/ta concubin(e) a besoin que tu lui donnes un coup de main pour faire la vaisselle ou t'occuper des enfants pour qu'il/elle puisse aller faire du sport, alors donne-lui un coup de main.

Rester en bonne santé est un projet de toute une vie. Cela ne se termine jamais. Il y aura de bons et de mauvais jours. Il y aura des crises de boulimie et ensuite des jus de fruits. Ce n'est pas grave, car ce n'est qu'un chiffre, et il peut augmenter ou diminuer. Et avant de penser à critiquer ton/ta concubin(e), regarde bien dans le miroir et vois à quoi tu ressembles. Ne jette pas la première pierre.

La réalité est que lorsque ton/ta concubin(e) sent qu'il/elle est beau(elle), il/elle se sentira aussi bien dans sa peau. C'est une situation gagnant-gagnant. Si tu arrives à trouver la beauté en toi et à faire en sorte que ton/ta concubin(e) se sente beau(belle) tout le temps, tu as maîtrisé l'outil Ce n'est qu'un numéro. Aime ton/ta concubin(e) pour ce qu'il/elle est, pas pour ce que dit la balance. Tu sauras que tu as réussi lorsque ton/ta concubin(e) pourra se déshabiller devant toi avec les lumières allumées. C'est le but.

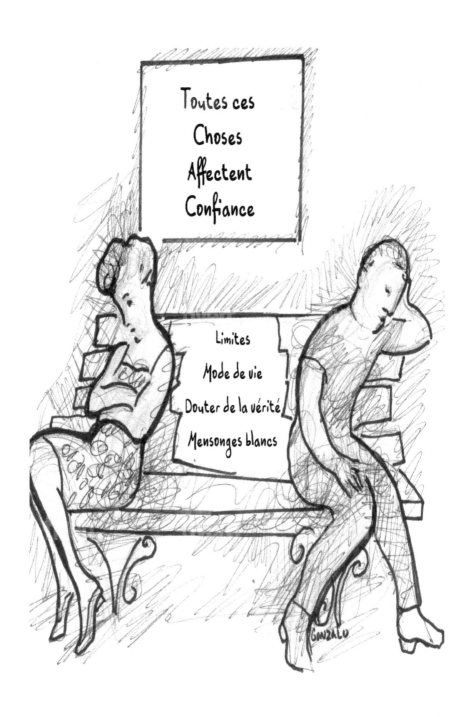

194

Chapitre 10 :
Outils Quotidiens pour La Confiance dans les Relations

GARDER LES LIMITES
RÉFLÉCHIS AVANT
D'AGIR

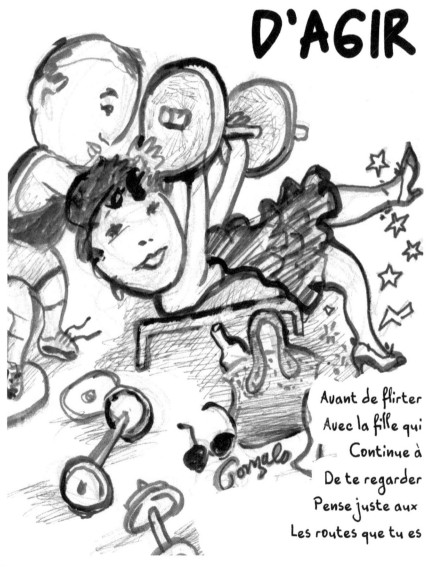

Avant de flirter
Avec la fille qui
Continue à
De te regarder
Pense juste aux
Les routes que tu es

Respecter les Limites

Ce n'est pas un manque d'amour mais un manque de confiance qui crée une relation malheureuse.

Quand as-tu été suffisamment malheureuse pour commencer à faire passer l'amour et l'intégrité avec ton/ta concubin(e) en premier, pour qu'il y ait une confiance à 100 pour cent ? Quand as-tu eu assez de mensonges pour être prête à être honnête, même si tu n'aimes pas la réponse ? Quand as-tu eu assez de stress pour commencer à tenir ta parole sans excuses ? Quand as-tu eu assez de culpabilité pour commencer à être honnête avec toi-même et arrêter de blâmer ton/ta concubin(e) pour une relation misérable ? Quand as-tu eu assez de tout cela pour t'approprier l'avenir de ton concubinage et, plus important encore, le changer pour le mieux ?

Les limites sont essentielles à un concubinage sain. Elles établissent ce avec quoi tu es à l'aise et comment tu veux être traité par ton/ta concubin(e). Tu as déjà vu que les limites jouent un rôle dans presque tous les aspects d'une relation saine. Respecte les limites de ton/ta concubin(e), aide-le/la à respecter les tiennes, et tu auras une vie heureuse. Franchis-les, et tu ne fais que rendre la vie plus difficile qu'elle ne doit l'être. Fixer et maintenir des limites est une compétence. Malheureusement, c'est une compétence que beaucoup n'apprennent pas.

Violer les limites affecte la confiance d'un/une concubin(e). Cette violation se présente sous de nombreuses formes, comme le fait de ne pas respecter l'espace d'une personne, sa famille, ses amis, sa vie privée, ses finances, ses croyances, son état de santé, etc. De nombreux concubins n'ont jamais discuté ou reconnu ouvertement les problèmes de limites de l'autre. Mais si tu ne sais pas ce que ton/ta concubin(e) pense des limites, tu ne le/la connais pas vraiment.

Si tu essaies de changer ton/ta concubin(e) ou de faire appel à des personnes extérieures pour résoudre tes problèmes, alors tu as franchi une ligne. Si tu as utilisé des menaces ou des moyens d'intimidation, tu as franchi une ligne. Si tu as profité ou fait du mal, tu as franchi une ligne.

Lorsque tu prends les affaires de ton/ta concubin(e) et que tu les déplaces parce que tu n'aimes pas l'endroit où il/elle les laisse, ou que tu fouilles dans son téléphone, son courrier et ses emails sans lui demander, tu as franchi une ligne. Si tu prends une photo de ton/ta concubin(e) alors qu'il/elle ne le souhaite pas ou si tu publies des commentaires ou des images sur les médias sociaux sans sa permission, tu as franchi une ligne. Lorsque tu manges dans son assiette sans demander ou que tu prends sa place habituelle sur le canapé, tu as franchi une ligne.

Franchir les lignes est un signe de manque de respect. Si cela se produit, c'est normal de l'accepter et de dire : "Tu as raison, j'ai tort".

Questions pour Toi et Ton/Ta concubin(e) :

Est-ce que nous déplaçons les affaires de l'autre dans la maison parce que nous pensons tous les deux que nous savons mieux que lui ?

Avons-nous parfois l'impression que l'autre nous manque de respect à cause de la façon dont les choses sont faites dans la maison - à ma façon ou à ta façon, mais pas à la nôtre ?

Est-ce que l'un de nous, ou les deux, a l'impression de devoir prendre le contrôle de la façon dont les enfants sont élevés ?

Est-ce que l'un de nous, ou les deux, interrompt l'autre pour corriger la façon dont une histoire est racontée ou une idée exprimée ?

Est-ce que l'un de nous deux pense que les amis de l'autre ne sont pas bons pour lui - et le dit ?

Est-ce que l'un de nous pense que l'autre flirte trop ?

L'un de nous deux pense-t-il que l'autre partage trop d'informations privées avec ses amis ou sur les médias sociaux ?

OUTIL POUR RESPECTER LES LIMITES : RÉFLÉCHIS AVANT D'AGIR

Il est essentiel d'établir des limites pour avoir une relation saine. La question est de savoir si tu penses avoir une relation saine? Ton/ta concubin(e) est-il(elle) tout à fait à l'aise de tout partager avec toi en sachant que ses limites seront respectées, ou trouves-tu que ton/ta concubin(e) te cache des choses parce que tu as l'habitude de trop partager et de violer les limites de ton/ta concubin(e) ? Si c'est le cas, lance l'outil Réfléchis Avant D'Agir.

Peu importe depuis combien de temps vous êtes ensemble, essaie de garder cet état d'esprit frais comme si tu venais de faire connaissance avec ton/ta concubin(e). Comme lorsque vous venez de vous rencontrer, tu n'as aucune idée de leurs limites ou de ce qui les motive, et ils/elles ne connaissent pas les tiennes. Cela signifie que tu dois communiquer. Tu ne peux pas supposer que tu sais déjà tout. Cet exercice montre l'amour et l'espoir et que tu te soucies de la relation.

Commence par prendre des notes sur tes limites - financières, intellectuelles, physiques, émotionnelles ou sexuelles. Que pourrait faire ton/ta concubin(e) qui te ferait te sentir violé(e) ? Demande à ton/ta concubin(e) de faire sa propre liste, puis montre-toi mutuellement les listes. Avais-tu conscience de ces limites ? Savais-tu ce qu'il faut faire pour franchir les limites de ton/ta concubin(e)? L'objectif est d'apprendre à connaître ce sur quoi vous pouvez vous mettre d'accord et ce qui n'est pas acceptable - une autre étape pour être sur la même longueur d'onde.

MESURE DE SUIVI
FAIS LES BONS CHOIX
RÉFLÉCHIS AVANT D'AGIR. OUI, C'EST MAL DE REGARDER UNE AUTRE PERSONNE AVEC DES YEUX EXCITÉS. CELA FAIT DU MAL À TON/TA CONCUBIN(E).

Repense maintenant aux moments où tu as franchi ces limites et à l'impact que cela a eu sur ton/ta concubin(e). T'es-tu excusé ? As-tu été respectueux ? Si tu as fait du mal, as-tu pu trouver un compromis ou une résolution ?

La deuxième partie de Réfléchis Avant D'Agir consiste à faire savoir à ton/ta concubin(e) que tu es prêt(e) à devenir un(e) meilleur(e) concubin(e), et que tu vas t'améliorer pour respecter ses limites. Une façon de le faire est de te rappeler que lorsque tu communiques tes sentiments ou ta philosophie, tu dois utiliser des déclarations "nous" plutôt que "je", et ne jamais commencer par "tu as toujours..." ou "tu n'as jamais...". Ne fais jamais d'ultimatums. Tu ne négocies pas avec un ennemi. Tu es toujours en train de courtiser ton/ta concubin(e).

Les familles vont tourbillonner sur les bords de ta relation. Fixe des limites pour savoir jusqu'où ils/elles peuvent aller. C'est à chaque concubin(e) de fixer les règles pour chaque membre de la famille élargie et de protéger ton/ta concubin(e) pour qu'il/elle ne soit pas le/la méchant(e). Si tu te sens coupable à propos de la famille et des limites, alors remets les choses à zéro.

Ces règles sont les mêmes pour les amis. Fixe des limites mutuelles avec tes amis et respecte l'espace de l'autre pour les avoir. Si tu as empêché ton/ta concubin(e) de voir ses amis, il est temps de faire une remise à zéro et de déterminer pourquoi c'était justifié, puis de réinitialiser ces limites.

Lorsqu'il s'agit d'objectifs et de rêves, personne n'a le droit de dire à un/une concubin(e) qu'il/elle ne peut pas poursuivre un rêve, sauf si cela affecte l'autre concubin(e), éventuellement lorsque cela coûte de l'argent que vous n'avez pas. Lorsque cela se produit, fixe des limites mutuelles pour savoir jusqu'où les dépenses d'un/une concubin(e) peuvent aller. Si leur rêve ne t'affecte pas, alors laisse-les rêver. Si tu l'arrêtes parce que tu penses que c'est une idée stupide, alors une limite a été franchie et il est temps de tout remettre à zéro.

Si toi et ton/ta concubin(e) n'avez jamais fixé de limites sexuelles, il est peut-être temps de consulter ce sujet et d'être sur la même longueur d'onde. La règle ici est que tu dois être ouvert à ce que ton/ta concubin(e) soit expérimental(e) s'il/elle le souhaite, dans la mesure où c'est sûr et sécurisé et où vous êtes d'accord sur ces limites. Cela peut être une conversation saine, qui garantit que les deux parties sont heureuses.

J'ai déjà mentionné ce point, mais je veux y revenir : Une bonne règle pour fixer des limites autour du flirt sous toutes ses formes est que si tu peux le faire devant ton/ta concubin(e), alors c'est bon. Si tu te retrouves à attendre que ton/ta concubin(e) soit sorti(e) de la pièce en premier, alors la réponse est non. Quelle que soit l'excuse que tu es en train de trouver dans ta tête, tu sais que tu as franchi une limite.

L'un des éléments les plus essentiels pour créer une relation heureuse, saine et épanouissante est de devenir un maître dans le respect des limites. Deviens ce perfectionniste.

MODE DE VIE

AJUSTEMENT
D'ATTITUDE

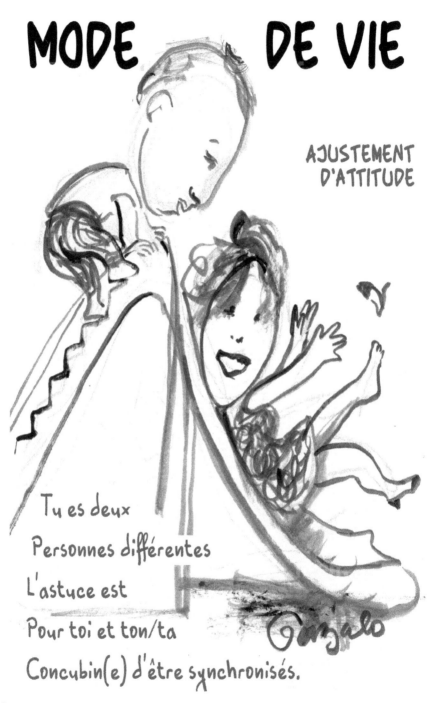

Tu es deux
Personnes différentes
L'astuce est
Pour toi et ton/ta
Concubin(e) d'être synchronisés.

Vivre le Mode de Vie

La vie est un lieu dangereux -
toujours en construction.

La plupart des relations amoureuses peuvent passer par une phase où elles se sentent coincées dans une ornière. Les concubins peuvent même arriver à un point où ils s'aiment, mais ils ne se sentent plus "amoureux". Cela peut arriver avec le temps, car les gens changent, grandissent et s'habituent les uns aux autres. Lorsque ton/ta concubin(e) n'est pas aligné(e) ou ne s'intéresse pas au point de vue de son/sa concubin(e), cela devient un problème.

Il est courant qu'un/une concubin(e) ait des souhaits, des croyances ou des idées différentes sur l'endroit où vivre, la façon d'équilibrer le travail ou de dépenser l'argent, l'importance des voyages ou des rituels alimentaires, la nécessité ou non d'avoir des enfants et leur nombre. Le but est de naviguer dans ce monde ensemble. Lorsque vous n'êtes pas sur la même longueur d'onde et que tout tourne autour du point de vue d'un/une concubin(e), l'autre concubin(e) peut très bien se sentir invisible, voire trahi. Ce/cette concubin(e) ressentira une perte d'identité, de vision et de rêves, ce qui brisera le concubinage.

Le compagnonnage, la compatibilité, le véritable amour, l'histoire partagée et le fait de connaître son/sa concubin(e) de l'intérieur et de l'extérieur sont les choses que les gens apprécient dans un concubinage. Lorsqu'un ou plusieurs de ces éléments essentiels changent ou manquent dans le concubinage, c'est là que le problème commence, et pas nécessairement avec un changement de mode de vie.

Tu es peut-être devenue un téléphage, alors que ton/ta concubin(e) aime toujours se divertir et voyager. Tu veux juste te détendre. Ton/ta concubin(e) veut de l'action. Tu n'as pas besoin d'aimer ou d'être d'accord avec tout ce que ton/ta concubin(e) veut faire, tant que vous pouvez vous entendre sur ces différences et trouver des solutions pour y remédier. Mais ne laisse pas les différences créer un comportement négatif qui transmet une attitude de supériorité ou de manque de respect.

Ne laisse pas les différences de style de vie créer du mépris. Si tu as fait cela, c'est normal de l'admettre et de dire : "Tu as raison, j'ai tort. "

Questions pour Toi et Ton/Ta concubin(e) :

Nos visions personnelles du meilleur mode de vie ont-elles changé ? Sommes-nous toujours sur la même longueur d'onde quant à ce qui fait une bonne vie ?

Est-ce que nous aimons être ensemble ?

Est-ce que l'un de nous évite de passer du temps avec l'autre ? Sommes-nous déconnectés d'une manière ou d'une autre ?

Est-ce que l'un de nous ou les deux souhaitent parfois que l'autre soit une version d'un soi passé ?

Est-ce que nous aimons mieux qui nous étions ensemble dans le passé que qui nous sommes maintenant ?

L'un de nous deux pense-t-il que l'autre a abandonné la relation, sans même se soucier de la réussite ou de l'échec ?

Est-ce que l'un de nous pense que l'autre passe trop de temps à l'écart, parce que nous n'apprécions pas les mêmes choses ?

Est-ce que nous nous amusons toujours ensemble, ou est-ce que nous ne trouvons du plaisir que lorsque nous poursuivons nos propres intérêts ?

Pensons-nous que nous faisons les bons choix pour rendre l'autre heureux/euse ?

Est-ce que nous attendons de l'autre qu'il accepte nos choix de vie changeants ?

Voulons-nous partager les choix de vie changeants de l'autre ?

Connaissons-nous nos points communs, même si nous voulons chacun vivre la vie de manière différente ?

Est-ce que nous nous apprécions et nous aimons les uns les autres pour ce que nous sommes, même si nos attentes en matière de mode de vie ont changé ?

OUTIL POUR VIVRE LE MODE DE VIE : AJUSTEMENT DE L'ATTITUDE

Les relations les plus fortes sont celles où les deux concubins peuvent être eux-mêmes et aussi se respecter mutuellement. Tu l'as déjà entendu : les opposés s'attirent, et avec cela viennent deux types de personnes différentes, avec deux façons différentes de voir la vie. Tu peux être introverti(e), et ton/ta concubin(e) peut être extraverti(e). Tu aimes faire la fête, et ton/ta concubin(e) est un(e) rat de bibliothèque. Tu adores voyager, et ton/ta concubin(e) est casanier(e). Alors comment cela fonctionne-t-il dans un concubinage ? Si ton plan de match consiste à changer ou à contrôler ton/ta concubin(e) pour qu'il/elle soit quelque chose qu'il/elle n'est pas, alors réfléchis bien.

C'est là qu'intervient l'ajustement d'attitude. N'essaie pas de changer ton/ta concubin(e). Accepte qui il/elle est, et intéresse-toi à son point de vue. Ne leur fais pas honte avec des commentaires sur leurs choix de vie. Si tu détestes ce qu'un/une concubin(e) porte ou ce qu'il/elle mange, ou comment il/elle parle toujours à tout le monde lorsqu'il/elle est en public, laisse-toi un temps de réflexion avant de dire quoi que ce soit. Mieux encore, ne dis rien du tout. Laisse tomber. C'est leur vie. Laisse-les être eux-mêmes, au moins avec toi, et laisse-les prendre leurs propres décisions sans tes commentaires négatifs.

Une autre composante de l'ajustement d'attitude consiste à se concentrer sur l'admiration des différences de ton/ta concubin(e). Trouve quelque chose dans les différences dont tu peux les féliciter. Fais des choses pour ton/ta concubin(e) qui lui font savoir que tu embrasses la différence, même si tu ne veux pas adopter cette différence dans tes propres actions. Par exemple, si ton/ta concubin(e) adore commander des frites et que tu penses que les aliments frits vont te tuer, commande-lui les frites. Tu n'as pas besoin d'en manger ! Oh, et ne fais pas de commentaires, sauf s'ils sont positifs !

MESURE DE SUIVI
COMPROMIS
PRENDS DU RECUL ET ÉVALUE LA FAÇON DONT TU ABORDES LES PROBLÈMES AVEC TON/TA CONCUBIN(E). LA PROCHAINE FOIS QUE TU TE RETROUVES DANS UNE DISPUTE, FAIS UNE PAUSE, FAIS UN COMPROMIS ET LAISSE TOMBER.

L'ajustement d'attitude met tes émotions en échec et dit : "Je ne suis pas meilleur que toi", "Je n'essaie pas de te contrôler" et "Je n'essaie pas de te changer". Il dit : "Je t'aime comme tu es". Si tu as un problème avec les comportements agaçants parce qu'ils se produisent beaucoup trop souvent, change cela en communiquant calmement toutes les informations nécessaires pour faire de meilleurs choix - et ensuite laisse tomber.

Ma concubine a un dicton : "Tu fais d'abord ton choix, puis je fais le mien." Je fais le mien, mais je réévalue aussi mon choix à la lumière de celui de mon/ma concubin(e). En réalité, si mon/ma concubin(e) se sent mal à l'aise avec ce que je fais, il a le droit d'avoir ce sentiment. C'est à moi, en tant qu'excellent concubin, de l'honorer. Je réévalue donc mon choix et me demande si c'est si important pour moi. Dans la plupart des cas, la réponse est non, alors je passe mon tour. Quand tu choisis bien tes batailles, tu gagnes.

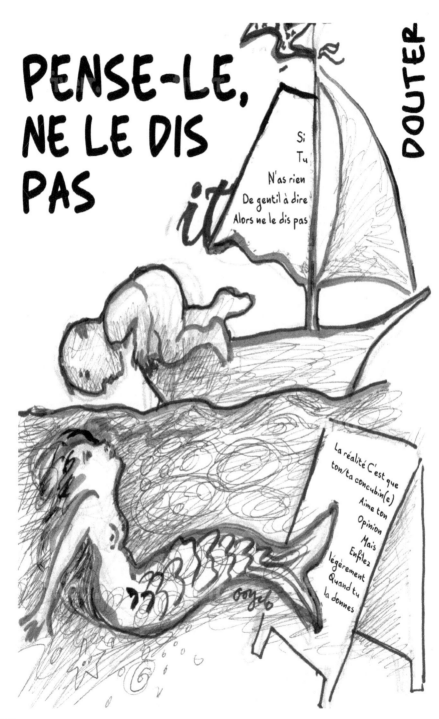

Arrête D'avoir des Doutes

**Si j'ai fait quelque chose de bien dans ma vie,
c'était de te choisir.**

Est-ce que tu remets en question les décisions et les choix quotidiens de ton/ta concubin(e) ? Ces indices révèlent un manque de confiance et des problèmes de contrôle qui peuvent mettre un concubinage sur la défensive. Remets-tu en question la façon dont ton/ta concubin(e) gère certaines situations ? Exprimes-tu ton opinion divergente mais vois ton/ta concubin(e) le faire à sa façon quand même ?

Ne sous-estime jamais le rôle de la confiance dans la remise en question de la décision d'un/une concubin(e). Avoir confiance en ton/ta concubin(e) et en ta relation permet aux autres éléments de ta relation de se développer. Sans cela, il est tout à fait naturel de perdre confiance en ton/ta concubin(e) et de ne pas lui apporter de soutien émotionnel quand il/elle en a besoin.

Lorsque tu prends des décisions solides avec ton/ta concubin(e), il est essentiel d'éviter de se fermer l'un(e) à l'autre. Quelles options sont sur la table à côté du résultat que tu préférerais ? Quel résultat ton/ta concubin(e) espère-t-il/elle obtenir ? Tout doit être abordé avant de commencer à critiquer ton/ta concubin(e).

Ne pas parler de tes sentiments ou ne pas participer à la prise de décision peut entraîner du ressentiment envers ton/ta concubin(e) pour prendre des décisions ou une décision importante.

Les seconds jugements sont liés à un manque de compromis. Si cela se produit, il est normal de l'admettre et de dire : "Tu as raison, j'ai tort".

Questions pour Toi et Ton/Ta concubin(e) :

Est-ce que nous remettons souvent en question l'opinion de l'autre ?

Lorsque nous nous remettons en question, cela aide-t-il notre relation ?

Est-ce que nous nous remettons en question parce que nous ne parlons pas assez des décisions avant qu'elles ne soient prises ?

Lorsque nous posons des questions sur des choses dont nous ne sommes pas responsables, avons-nous l'impression de mettre notre nez dans les affaires de l'autre ?

Pensons-nous que nous avons chacun le droit d'avoir une opinion sur le travail ou les loisirs de l'autre ?

Pensons-nous avoir chacun le droit d'avoir une opinion sur la famille de l'autre ?

Est-ce que l'un d'entre nous, ou les deux, fait taire l'autre lorsqu'il a une seconde opinion ?

Est-ce que l'un d'entre nous ou les deux se sentent blessés lorsque l'autre doute d'une décision ?

Est-ce que l'un de nous deux va trop loin dans le doute de l'autre ?

OUTIL POUR ARRÊTER D'AVOIR DES DOUTES : PENSE-LE, NE LE DIS PAS

Lorsque tu connais si bien quelqu'un, y compris ses défauts (nous en avons tous), le doute devient une seconde nature. Cela arrive plus souvent que nous ne voulons l'admettre. C'est comme avoir des informations privilégiées sur ton/ta concubin(e), et cela peut parfois être injuste. Tout ce que tu dis ou fais sera utilisé contre toi dans le tribunal de ta propre maison.

Pense-le, Ne Le Dis Pas dit qu'il n'y a pas de mauvaises décisions, car nous pouvons toujours corriger et faire des changements. Sois compréhensive lorsque ton/ta concubin(e) ne comprend pas ce qui te semble être la meilleure décision pour la bonne marche du concubinage. Arrête de remettre en question ton/ta concubin(e) et efforce-toi d'être plus aligné(e).

Adopte une stratégie donnant-donnant, en permettant à ton/ta concubin(e) de prendre des décisions sans critique, en faisant de même pour toi. La seule façon d'y parvenir est de communiquer et de faire des compromis. Laisse ton/ta concubin(e) faire les choses à sa façon, même si tu n'es pas d'accord. Si tu le penses, ne le dis pas, tu pourrais être surpris par les résultats. Si cela n'a pas fonctionné pour le mieux, fais des suggestions pour les situations futures et passe à autre chose.

MESURE DE SUIVI
COMMUNIQUE
LAISSE TON/TA CONCUBIN(E) PRENDRE LA PROCHAINE GRANDE DÉCISION. LAISSE-LES LA PRENDRE, SANS POSER DE QUESTIONS NI PORTER DE JUGEMENT.

La vie peut être plus facile si tu sais pourquoi ton/ta concubin(e) prend les décisions qu'il/elle prend. Tout ce que tu dois faire, c'est demander. En parler est la clé pour être en accord ou en désaccord avec ton/ta concubin(e) sans critique. En réalité, dans le cadre d'un concubinage, vous devriez pouvoir vous comprendre et vous soutenir mutuellement sans vous disputer ni recourir à quoi que ce soit qui ressemble à comment oses-tu remettre en question mes actions. Ces malentendus proviennent d'une mauvaise communication. Lorsque tu tires des conclusions hâtives sur ce que tu crois savoir et sur ce que pense ton/ta concubin(e), tu te retrouves dans la misère. Tu ne lis pas dans les pensées. Pose la question !

Il est important de se rappeler que le changement se fait progressivement. Après avoir eu ces discussions et être parvenus à un accord sur la façon de gérer les décisions ensemble, vous aurez une stratégie donnant-donnant, un excellent point de départ. Laisse à l'autre la possibilité de se planter et cesse d'entretenir l'idée que ton/ta concubin(e) continue de prendre la mauvaise décision. Il n'y a aucun pouvoir dans cette idée. Au lieu de cela, rappelle simplement à ton/ta concubin(e) qu'il/elle doit gérer les situations comme convenu.

Une partie du programme Pense-le, Ne Le Dis Pas, consiste à se rappeler que tu peux te tromper. Considère que ta remise en question de ton/ta concubin(e) peut venir du fait que tu n'as pas confiance en toi. Il m'est arrivé de penser que mon/ma concubin(e) était à côté de la plaque dans sa réflexion sur une décision particulière, et que mon approche était la seule correcte, mais quand j'ai commencé à poser les questions, celle de mon/ma concubin(e) avait du sens d'une manière que je n'avais pas envisagée auparavant. Je ne savais pas comment j'allais gérer la situation, mais j'ai décidé de prendre du recul et de suivre leur suggestion. Je prends maintenant l'habitude de respecter les décisions de mon/ma concubin(e). Je dois juste laisser faire et les laisser faire.

C'est la nature humaine de penser que tu as toutes les réponses, que ta façon de faire est la seule possible. Mais parfois, ton/ta concubin(e) peut avoir une meilleure solution. Suppose que tu les laisses faire. N'insiste pas sur ton opinion ; accepte la leur. S'ils ont tort, ne les juge pas et ne leur mets pas la puce à l'oreille comme si tu n'avais jamais fait d'erreur auparavant. Prends l'habitude d'appliquer le principe Pense-le, Ne Le Dis Pas.

Demande-toi, Si c'était à refaire, qu'est-ce que je ferais différemment ? Il y a une certaine grâce dans le fait de dire simplement : "Tu as raison, j'ai tort".

L'amour supporte mieux l'absence ou la mort que le doute ou la trahison.

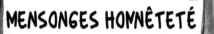

MENSONGES HONNÊTETÉ

Nous faisons tous des erreurs, c'est quand Nous ne l'assumons pas et mentons

On dépense trop et on le cache

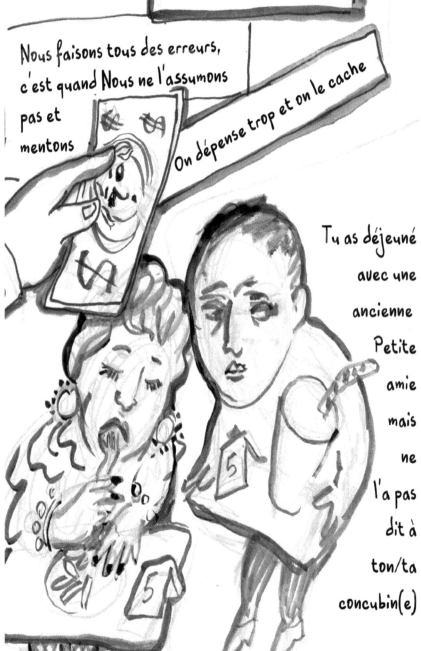

Tu as déjeuné avec une ancienne Petite amie mais ne l'a pas dit à ton/ta concubin(e)

Méfie-toi des Mensonges Blancs

Sois cette personne qui ruine le rouge à lèvres de ta concubin, pas son mascara.

Un mensonge blanc devient dangereux lorsqu'il est utilisé pour protéger ta peau. Il est difficile d'imaginer comment un petit mensonge peut devenir si incontrôlable, mais c'est possible. Le problème avec le petit mensonge blanc est qu'il peut amener ton/ta concubin(e) à réfléchir aux autres mensonges qu'il/elle a manqués.

Une conséquence souvent négligée du mensonge est que la confiance de ton/ta concubin(e) est violée. Ce n'est pas qu'on ne leur a pas menti dans le passé. C'est que c'est toi qui leur a menti. Tu es censée être la seule personne dans leur vie sur laquelle ils/elles devraient pouvoir compter. Ils/elles se sentent maintenant trahis et en colère. Maintenant que leurs yeux sont grands ouverts, il est tout à fait humain pour eux/elles de revisiter le passé pour voir ce qu'ils/elles ont encore manqué. Dans cette toile de suspicion, ils/elles ne peuvent s'empêcher de se sentir idiots, voire humiliés.

Comprends que ton/ta concubin(e) marche maintenant partout sur des questions de trahison. Le mensonge et la confiance ne peuvent pas facilement coexister. Le mensonge finira par briser la confiance.

La première fois que ton/ta concubin(e) découvre un mensonge blanc, il n'est pas difficile de comprendre qu'il/elle remettra en question tout ce que tu dis ou fais jusqu'à ce que la confiance soit rétablie. Quand rentres-tu à la maison ? Où es-tu allé(e) ? Avec qui étais-tu ? Qu'as-tu fait ? Tu pourrais même surprendre ton/ta concubin(e) à regarder tes SMS ou tes emails quand tu n'es pas là. Tu dois comprendre que tu as perdu ta vie privée, car tu t'es fait prendre à mentir. Tu n'as personne d'autre à blâmer que toi.

Plus tu mentiras, plus ton/ta concubin(e) se protégera. Il/elle ajoutera une autre brique à ce mur jusqu'à ce qu'il n'y ait plus aucun moyen pour toi de le traverser, de le franchir ou de le contourner.

Les mensonges blancs peuvent construire des murs entre les cuncubins. Si cela se produit, il est normal de l'admettre et de dire : "Tu as raison, j'ai tort".

Quand le mensonge prend l'avion, la vérité vient à pied.

Questions pour Toi et Ton/Ta concubin(e) :

Nous arrive-t-il de nous mentir pour éviter un désaccord ou un conflit ?

Nous arrive-t-il de dire des mensonges blancs pour ne pas blesser l'autre ? Quand cela est-il acceptable ?

Est-ce qu'il arrive que l'un de nous ou les deux mentent parce qu'au fond du cœur, nous pensons avoir l'intérêt de l'autre ?

Nous arrive-t-il de mentir pour nous protéger l'un l'autre ? Quand cela est-il acceptable ?

Est-ce que l'un d'entre nous, ou les deux, a déjà menti parce qu'il a honte de quelque chose qu'il a fait ?

Est-ce que l'un d'entre nous ment parfois parce qu'il ne veut pas expliquer ou justifier ses actions ?

Est-ce qu'il nous arrive de mentir parce que c'est plus facile que de dire la vérité ?

Est-ce que l'un d'entre nous, ou les deux, a déjà menti pour garder le contrôle ?

Nous arrive-t-il de mentir pour ne pas décevoir l'autre ?

Nos mensonges blancs font-ils parfois boule de neige et deviennent-ils des mensonges plus graves ?

Les autres personnes pensent-elles que l'un de nous ou les deux mentent alors que ce n'est pas le cas ?

Est-ce que l'un d'entre nous ou les deux mentent même lorsque nous voulons dire la vérité ?

OUTIL POUR SE MÉFIER DES MENSONGES BLANCS : HONNÊTETÉ

Oh ! Ce petit mensonge blanc inoffensif. Les mensonges sont tout simplement dans notre ADN. Tu sais ces petits mensonges que nous avons maîtrisés quand nous étions enfants pour obtenir ce que nous voulions et ne jamais être refusés.

Lorsque ta mère te disait que tu pouvais sortir et jouer après avoir fait tes devoirs, tu répondais : "Mes devoirs sont faits !". Ce n'était pas le cas. Puis nous avons grandi et nous avons économisé les restes d'argent pour parier sur un match, même si tu as dit à ton/ta concubin(e) que tu avais arrêté de jouer. "J'ai arrêté de fumer - c'est ma dernière cigarette !" tu dis et tu le penses, jusqu'à ce que tu finisses par avoir une journée stressante, faisant passer ta volonté par la fenêtre en même temps que ta promesse. C'est à ce moment-là que tu dois faire preuve d'honnêteté..

L'honnêteté en tant que compétence dit deux choses : fais ce que tu dis que tu vas faire et ne t'engage pas dans quelque chose que tu n'es pas prête à faire. Cela ne veut pas dire que tu dois révéler chaque pensée personnelle que tu peux avoir. Tu peux être discret sur tes convictions mais pas sur les actions qui affectent ton/ta concubin(e).

MESURE DE SUIVI
POSE LA QUESTION
PEUX-TU SIMPLEMENT L'ADMETTRE ? LA PROCHAINE FOIS QUE TU NE VEUX PAS GÉRER LA MERDE, SOIS HONNÊTE AVEC LE MENSONGE BLANC ET LAISSE VIVRE L'INTÉGRITÉ.

Sais-tu comment savoir quand tu as franchi une limite ? C'est lorsque tu justifies tes mensonges et que tu te retrouves à aller jusqu'à l'extrême pour les garder privés. Tu peux même avoir l'impression que c'est mal quand tu le fais.

Lorsque tu arrives régulièrement en retard au travail, devine ce qui se passe ? Ils te virent parce qu'ils ne peuvent pas compter sur toi. C'est la même chose quand tu te fais engueuler parce que tu as dit à ton/ta concubin(e) que tu serais là à une heure précise, et que tu es en retard. Pourquoi ? Parce qu'ils ne peuvent pas te faire confiance ou compter sur toi. Tu l'as déjà entendu. Ton/ta concubin(e) a dit qu'il/elle ne pouvait pas te faire confiance parce que...

La diplomatie n'est pas un mensonge. Il est normal de répondre à des questions personnelles pour protéger le bien-être de ton/ta concubin(e) avec diplomatie. Disons que ton/ta concubin(e) te demande comment il/elle est juste avant de monter sur scène pour une conférence. Quoi qu'il en soit, tu réponds "Tu es superbe !" car dire autre chose pourrait saboter la performance de ton/ta concubin(e). Tu peux lui dire comment adapter sa tenue plus tard, mais le mensonge blanc était important pour son bien-être. Alors, utilise l'honnêteté avec discrétion. Ils/elles savent quand tu les protèges et que tu as leurs intérêts à cœur. Tu peux être honnête de manière gentille.

Lorsque tu mens, ton niveau de stress augmente directement. Tu t'aimes moins quand tu mens. La malhonnêteté t'empêche d'être toi-même.

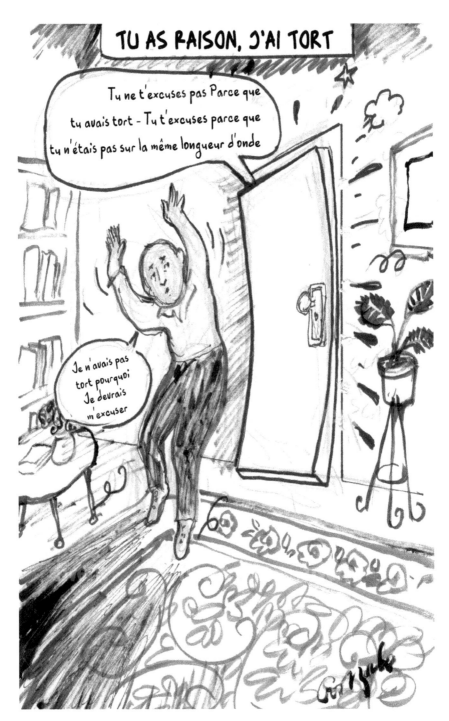

La Solution Ultime : Tu as Raison, J'ai Tort

Dans toute situation où tu te retrouves à lutter pour récupérer ton/ta concubin(e), tu peux toujours sortir la solution ultime : Tu as Raison, J'ai Tort. Cette solution est conçue pour faire savoir à ton/ta concubin(e) que tu te sens mal de ne pas avoir été sur la même longueur d'onde que lui et que tu es prêt(e) à essayer d'arranger les choses. La réalité est qu'il faut être deux pour qu'une relation fonctionne, et ton/ta concubin(e) le comprend . Mais venir avec une offre de paix ne fait jamais de mal, et dire "tu as raison, j'ai tort" est cette offre.

Si tu as fait une erreur, assume ta responsabilité et reconnais ton erreur sans rejeter la faute sur quelqu'un d'autre. N'essaie pas de cacher tes erreurs ou de faire comme si elles n'avaient jamais eu lieu. Bien que le passé ne puisse pas être changé, les erreurs futures peuvent être évitées. Il s'agit d'apprendre de tes erreurs. Approprie-toi ton erreur et dis : "Tu as raison, j'ai tort".

Au départ, les erreurs ne nuisent pas à ton/ta concubin(e). Elles deviennent un problème lorsque tu ne reconnais pas tes erreurs ou que tu te mets sur la défensive et les justifies. Ces comportements créent de l'hostilité et un manque de confiance. Si tu es prêt à reconstruire le concubinages, dis "tu as raison, j'ai tort" et laisse le processus de guérison commencer.

MESURE DE SUIVI
TU AS RAISON, J'AI TORT
REPENSE AUX MAUVAISES DÉCISIONS QUI ONT MIS CETTE RELATION LÀ OÙ ELLE EST. IL EST TEMPS DE L'ASSUMER ET DE REGARDER TON/TA CONCUBIN(E) ET DE LUI DIRE : "TU AS RAISON, J'AI TORT DE NE PAS ÊTRE SUR LA MÊME LONGUEUR D'ONDE. MAIS ÇA CHANGE MAINTENANT".

Possède cette compétence et comprends que tu as le pouvoir de changer le cours d'une relation qui échoue. Tu peux faire le choix de vivre dans un concubinage heureux. Veux-tu vraiment vivre dans une maison avec un/ une concubin(e) qui est en colère et qui ne te parle pas ? Veux-tu passer tes journées en colère, à traverser dans le vent et à faire comme si l'autre n'existait pas ? Tu sais et je sais que ça craint.

Alors sois la plus grande personne ici et dis-le : "Tu as raison, j'ai tort" et présente tes excuses pour ne pas être sur la même longueur d'onde. Puis repense à tes actions passées et laisse tes nouveaux choix donner vie à ces mots. Utilise les compétences et les idées de ce livre et remets ta relation à zéro. Le bon côté des choses, c'est que tu récupères ta vie - et l'amour de ta vie. Avant, après et toujours : L'AMOUR GAGNE.

BONUS

Les mots que tu ne dois jamais dire à ton/ta concubin(e)

"Tu es fou/folle ?"

"Tu vas porter ça ?"

"Calme-toi !"

"Ne sois pas en colère. Je ne faisais que plaisanter !"

"Ne le prends pas mal, mais..."

"Oublie ça !"

"Donne-moi de l'espace !"

"Dépêche-toi!"

"Je te déteste !"

"Je m'en fiche."

"Je t'ai dit..."

"Si ça ne te plaît pas, pars !"

"Je le ferais plus tard."

"J'ai fini."

" Ce ne sont pas vos affaires ! "

"Ce ne sont pas vos oignons ! "

"C'est de ta faute!"

"Tu as l'air fatigué(e)."

"Tu dois faire un régime."

"Tu ne me laisses jamais faire ce que je veux."

"Tu me rappelles ma mère."

"Tu aurais dû demander de l'aide."

"Tu ne comprendrais pas."

"Tu es agaçant(e)."

"Tu poses beaucoup de questions."

"Tu es ridicule!"

"Tu ne m'écoutes pas."

"Tu as tort."

"Relax."

"Tais-toi!"

"Arrête de pleurer !"

"Arrête de me harceler !"

"Arrête de parler !"

"Ce n'est pas mon travail."

"Qu'est ce que tu as fais toute la journée?"

"Qu'est-ce qui t'arrive encore ?"

"Pourquoi tu flippes ?"

Les mots que tu dois dire plus souvent à ton/ta concubin(e)
"Je t'aime."
"Tu me manques."
"J'ai besoin de toi."
"Je suis désolé."
"Je te fais confiance."
"J'aime être avec toi."
"J'aime la façon dont tu prends soin de moi."
"J'adore t'embrasser."
" J'aime notre aventure."
" Je n'aime pas me répéter. Sauf pour te dire Je t'aime. "
" Si tu me quittes, je pars avec toi ! "
"J'aime la vie que nous avons créée ensemble."
"J'aime la façon dont tu te portes."
"Je pense que tu es tout simplement magnifique."
"Je referais la même chose."
"Je ferai la vaisselle."
"je suis fou de toi!"
"Je suis heureux avec toi."
"Je suis si heureux que tu sois dans ma vie."
"Je suis tellement amoureux de toi."
"Je suis fier de toi."
"Je m'en occupe."
"Je te tiens."
"Tu es tout pour moi."
"Tu me fais me sublimer."
"Tu peux le faire."
"Tu es superbe !"
"Tu rends la vie facile."
"Tu me donnes envie d'être une meilleure personne."
"Tu es brillant(e)."
"Tu es génial(e) !"
"Tu es mon/ma Meilleur(e) ami(e)."
"Tu es si belle/beau."
"Tu es la/le MEILLEUR(E) !"
" Tu es la meilleure chose qui me soit jamais arrivée."
"Tu as raison"
"Qu'en penses-tu ?"

Prêt(e) pour plus ?

Obtiens 16 outils supplémentaires dans le cahier de consultation en ligne

BALANCE

Famille : Le/la concubin(e) d'abord
Santé : Prends la responsabilité
Enfants : Oh Mon Dieu
Décharge : Dix minutes

ÉGALITÉ

Éviter les conflits : Des chances égales
Le manque de respect : Pourquoi
Avoir une voix : Écoute
Égoïsme : Nous

SÉCURITÉ

Finances : Comportement coopératif
La jalousie : C'est juste mal
Manipulation : Arrête
Soutien : Affirmation

CONFIANCE

Intégrité : Reste fidèle
Intimité : Passion
Dynamique relationnelle : Prendre la responsabilité de ses actes
Technologie : Livre ouvert

Apprends-en plus sur les problèmes du BAGAGE et obtiens 16 outils dans le cahier de consultation en ligne :

Les bagages sont ces problèmes compliqués que nous portons tous. Ce sont ceux qui n'ont pas de solution facile, mais on ne peut pas les ignorer. Plus les bagages sont éliminés, plus un concubinage peut être sain. En ligne, tu trouveras 16 outils pour t'aider à éliminer les bagages qui menacent la force de ta relation.

BALANCE

Addiction : Volonté
Dépression : C'est réel
Traumatisme : Je Te Protège
Désirs et besoins : Mets cela en échec

ÉGALITÉ

Codépendance : Mauvaise programmation
Engagement : Identité
Garder le score : Travail d'équipe
Ressentiment : Le pardon

SÉCURITÉ

Abus : Squelettes :
Pardon : Ne manipuler pas leurs émotions
Finances cachées : Infidélité financière
Estime de soi : Attentes

CONFIANCE

Abandon : Gants pour enfants
Déception : Ça fait mal
Double vie : C'est quoi ce bordel ?
Emotionnellement déconnecté : Réinvestis

J'ai tort, tu as raison

Le code QR ci-dessous
T'amènera sur la plateforme en ligne
Lorsque tu te connectes à la plateforme en ligne
Tu auras accès aux éléments suivants :
Cahier d'exercices avec des outils supplémentaires
Leçons, astuces et exemples
Conseils motivants pour les couples

www.tuasraisonjaitort.fr

Il s'agit de faire des choix quotidiens qui sont alignés avec ton/ta concu-bin(e)
Ce livre a pour but de t'aider à avoir
Une vie géniale et une relation incroyable

À PROPOS DE L'AUTEUR

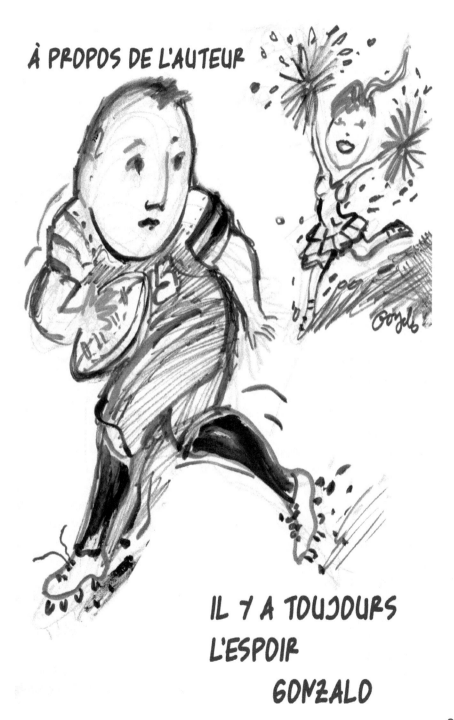

IL Y A TOUJOURS
L'ESPOIR
GONZALO

CPSIA information can be obtained
at www.ICGtesting.com
Printed in the USA
BVHW061018231222
654916BV00023B/943